U0711875

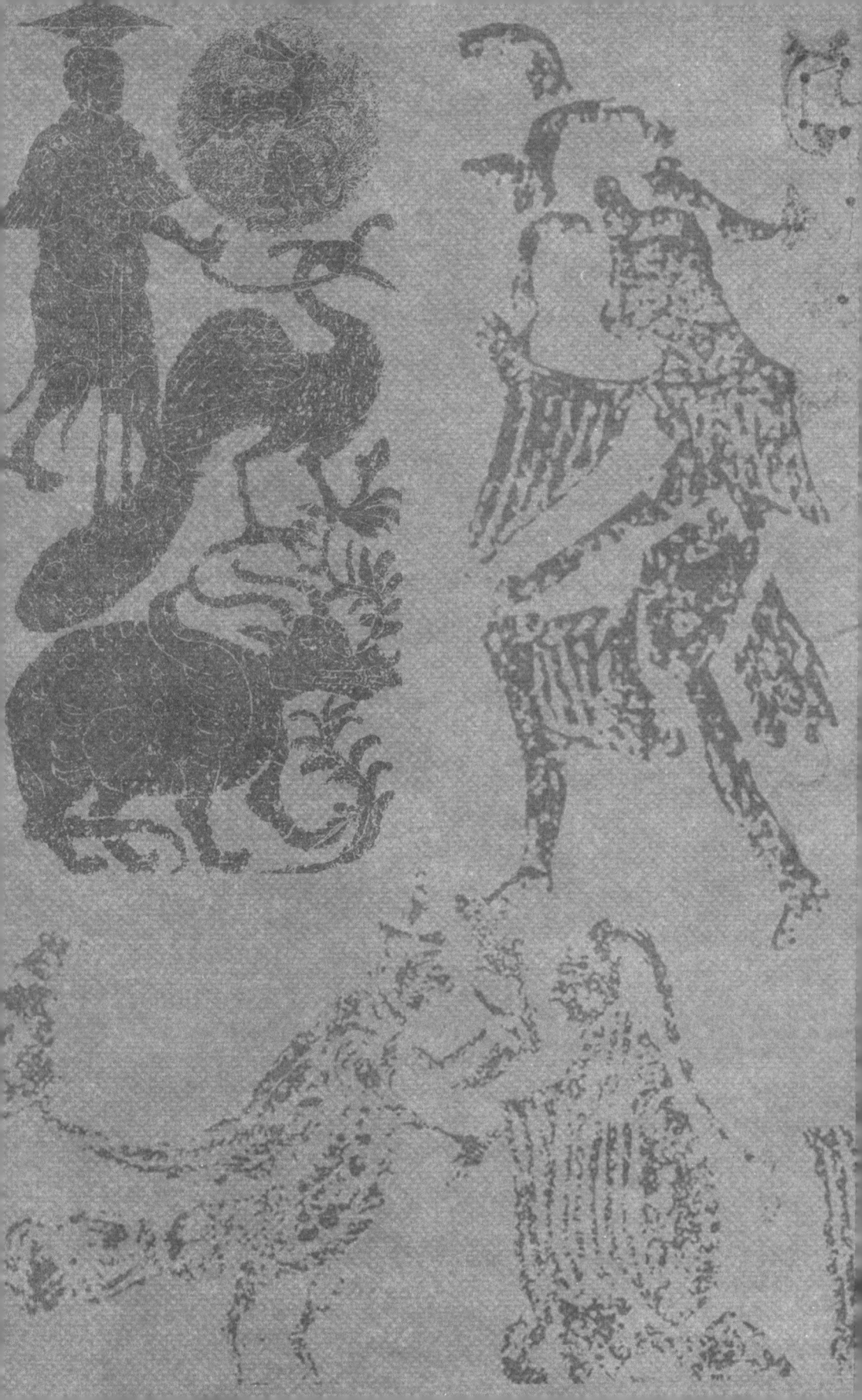

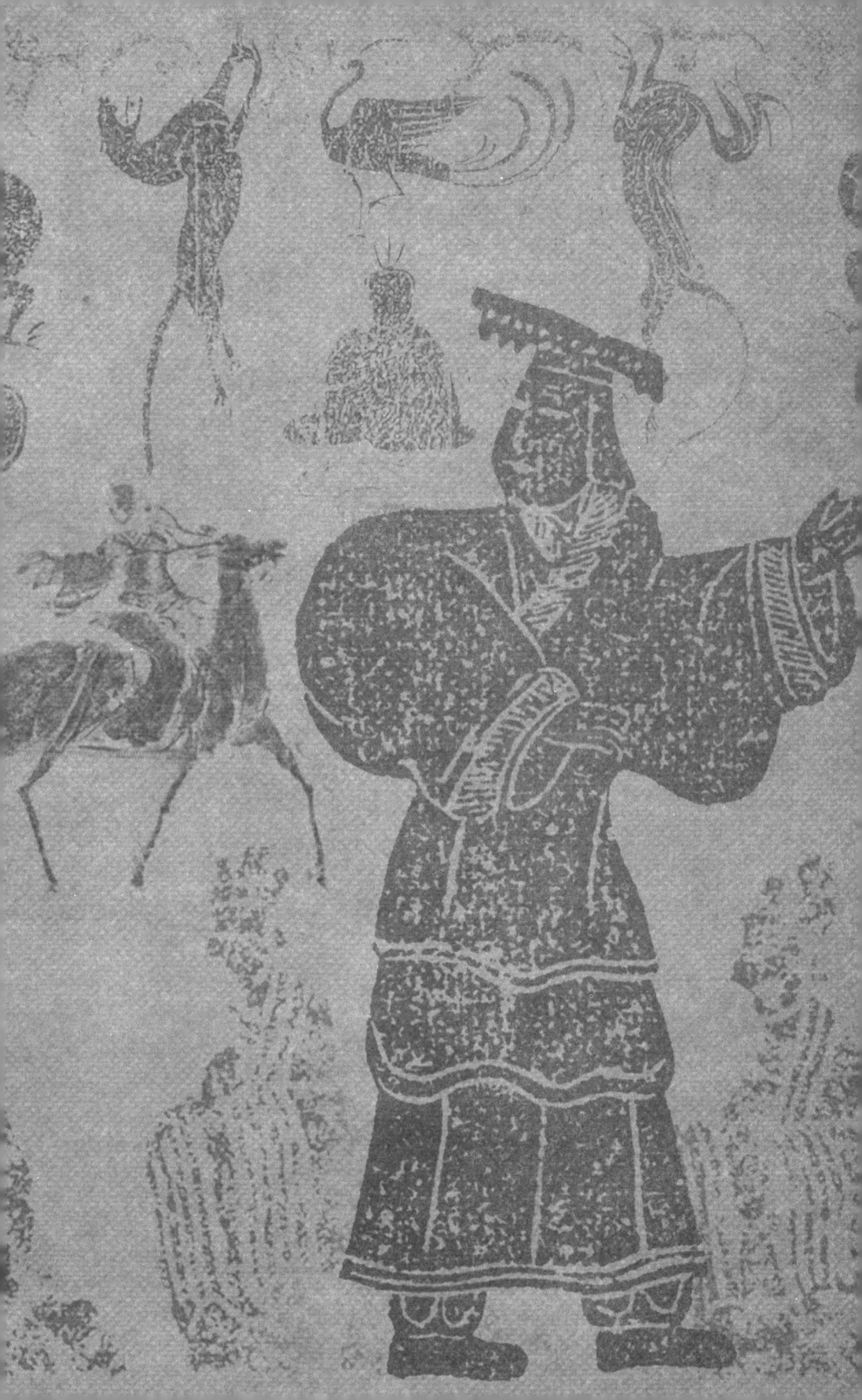

中国古医籍整理丛书

片石居疡科治法辑要

清·沈志裕 著

刘 川 校注

中国中医药出版社

·北 京·

图书在版编目（CIP）数据

片石居疡科治法辑要／（清）沈志裕著；刘川校注 . —北京：中国中医药出版社，2016. 11

（中国古医籍整理丛书）

ISBN 978 - 7 - 5132 - 3306 - 4

Ⅰ . ①片… Ⅱ . ①沈… ②刘… Ⅲ . ①中医外科学—中国—清代 Ⅳ . ①R26

中国版本图书馆 CIP 数据核字（2016）第 086202 号

中 国 中 医 药 出 版 社 出 版

北京市朝阳区北三环东路 28 号易亨大厦 16 层

邮政编码 100013

传真 010 64405750

保定市中画美凯印刷有限公司印刷

各地新华书店经销

*

开本 710×1000 1/16 印张 7 字数 41 千字

2016 年 11 月第 1 版 2016 年 11 月第 1 次印刷

书 号 ISBN 978 - 7 - 5132 - 3306 - 4

*

定价 25. 00 元

网址 www. cptcm. com

如有印装质量问题请与本社出版部调换

版权专有 侵权必究

社长热线 010 64405720

购书热线 010 64065415 010 64065413

微信服务号 zgzyycbs

书店网址 csln. net／qksd／

官方微博 http://e. weibo. com/cptcm

淘宝天猫网址 http://zgzyycbs. tmall. com

国家中医药管理局
中医药古籍保护与利用能力建设项目
组织工作委员会

主 任 委 员 王国强

副 主 任 委 员 王志勇　李大宁

执 行 主 任 委 员 曹洪欣　苏钢强　王国辰　欧阳兵

执行副主任委员 李　昱　武　东　李秀明　张成博

委　　　　员

各省市项目组分管领导和主要专家

（山东省）武继彪　欧阳兵　张成博　贾青顺

（江苏省）吴勉华　周仲瑛　段金廒　胡　烈

（上海市）张怀琼　季　光　严世芸　段逸山

（福建省）阮诗玮　陈立典　李灿东　纪立金

（浙江省）徐伟伟　范永升　柴可群　盛增秀

（陕西省）黄立勋　呼　燕　魏少阳　苏荣彪

（河南省）夏祖昌　刘文第　韩新峰　许敬生

（辽宁省）杨关林　康廷国　石　岩　李德新

（四川省）杨殿兴　梁繁荣　余曙光　张　毅

各项目组负责人

王振国（山东省）　王旭东（江苏省）　张如青（上海市）

李灿东（福建省）　陈勇毅（浙江省）　焦振廉（陕西省）

蔡永敏（河南省）　鞠宝兆（辽宁省）　和中浚（四川省）

项目专家组

顾　问　马继兴　张灿玾　李经纬

组　长　余瀛鳌

成　员　李致忠　钱超尘　段逸山　严世芸　鲁兆麟
　　　　郑金生　林端宜　欧阳兵　高文柱　柳长华
　　　　王振国　王旭东　崔　蒙　严季澜　黄龙祥
　　　　陈勇毅　张志清

项目办公室（组织工作委员会办公室）

主　任　王振国　王思成

副主任　王振宇　刘群峰　陈榕虎　杨振宁　朱毓梅
　　　　刘更生　华中健

成　员　陈丽娜　邱　岳　王　庆　王　鹏　王春燕
　　　　郭瑞华　宋咏梅　周　扬　范　磊　张永泰
　　　　罗海鹰　王　爽　王　捷　贺晓路　熊智波

秘　书　张丰聪

前言

中医药古籍是传承中华优秀文化的重要载体，也是中医学传承数千年的知识宝库，凝聚着中华民族特有的精神价值、思维方法、生命理论和医疗经验，不仅对于传承中医学术具有重要的历史价值，更是现代中医药科技创新和学术进步的源头和根基。保护和利用好中医药古籍，是弘扬中国优秀传统文化、传承中医学术的必由之路，事关中医药事业发展全局。

1949 年以来，在政府的大力支持和推动下，开展了系统的中医药古籍整理研究。1958 年，国务院科学规划委员会古籍整理出版规划小组在北京成立，负责指导全国的古籍整理出版工作。1982 年，国务院古籍整理出版规划小组召开全国古籍整理出版规划会议，制定了《古籍整理出版规划（1982—1990）》，卫生部先后下达了两批 200 余种中医古籍整理任务，掀起了中医古籍整理研究的新高潮，对中医文化与学术的弘扬、传承和发展，发挥了极其重要的作用，产生了不可估量的深远影响。

2007 年《国务院办公厅关于进一步加强古籍保护工作的意见》明确提出进一步加强古籍整理、出版和研究利用，以及

"保护为主、抢救第一、合理利用、加强管理"的方针。2009年《国务院关于扶持和促进中医药事业发展的若干意见》指出，要"开展中医药古籍普查登记，建立综合信息数据库和珍贵古籍名录，加强整理、出版、研究和利用"。《中医药创新发展规划纲要（2006—2020)》强调继承与创新并重，推动中医药传承与创新发展。

2003~2010年，国家财政多次立项支持中国中医科学院开展针对性中医药古籍抢救保护工作，在中国中医科学院图书馆设立全国唯一的行业古籍保护中心，影印抢救濒危珍本、孤本中医古籍1640余种；整理发布《中国中医古籍总目》；遴选351种孤本收入《中医古籍孤本大全》影印出版；开展了海外中医古籍目录调研和孤本回归工作，收集了11个国家和2个地区137个图书馆的240余种书目，基本摸清流失海外的中医古籍现状，确定国内失传的中医药古籍共有220种，复制出版海外所藏中医药古籍133种。2010年，国家财政部、国家中医药管理局设立"中医药古籍保护与利用能力建设项目"，资助整理400余种中医药古籍，并着眼于加强中医药古籍保护和研究机构建设，培养中医古籍整理研究的后备人才，全面提高中医药古籍保护与利用能力。

在此，国家中医药管理局成立了中医药古籍保护和利用专家组和项目办公室，专家组负责项目指导、咨询、质量把关，项目办公室负责实施过程的统筹协调。专家组成员对古籍整理研究具有丰富的经验，有的专家从事古籍整理研究长达70余年，深知中医药古籍整理研究的重要性、艰巨性与复杂性，履行职责认真务实。专家组从书目确定、版本选择、点校、注释等各方面，为项目实施提供了强有力的专业指导。老一辈专家的学术水平和智慧，是项目成功的重要保证。项目承担单位山东中医药大学、南京中医药大学、上海中医药大学、福建中医药大学、浙江省中医药研究院、陕西省中医药研究院、河南省中医药研究院、辽宁中医药大学、成都中医药大学及所在省市中医药管理部门精心组织，充分发挥区域间互补协作的优势，并得到承担项目出版工作的中国中医药出版社大力配合，全面推进中医药古籍保护与利用网络体系的构建和人才队伍建设，使一批有志于中医学术传承与古籍整理工作的人才凝聚在一起，研究队伍日益壮大，研究水平不断提高。

本着"抢救、保护、发掘、利用"的理念，该项目重点选择近60年未曾出版的重要古医籍，综合考虑所选古籍的保护价值、学术价值和实用价值。400余种中医药古籍涵盖了医经、基础理论、诊法、伤寒金匮、温病、本草、方书、内科、外科、女科、儿科、伤科、眼科、咽喉口齿、针灸推拿、养生、医案医话医论、医史、临证综合等门类，跨越唐、宋、金元、明以迄清末。全部古籍均按照项目办公室组织完成的行业标准《中医古籍整理规范》及《中医药古籍整理细则》进行整理校注，绝大多数中医药古籍是第一次校注出版，一批孤本、稿本、抄本更是首次整理面世。对一些重要学术问题的研究成果，则集中收录于各书的"校注说明"或"校注后记"中。

"既出书又出人"是本项目追求的目标。近年来，中医药古籍整理工作形势严峻，老一辈逐渐退出，新一代普遍存在整理研究古籍的经验不足、专业思想不坚定等问题，使中医古籍整理面临人才流失严重、青黄不接的局面。通过本项目实施，搭建平台，完善机制，培养队伍，提升能力，经过近5年的建设，锻炼了一批优秀人才，老中青三代齐聚一堂，有效地稳定了研究队伍，为中医药古籍整理工作的开展和中医文化与学术的传承提供必备的知识和人才储备。

本项目的实施与《中国古医籍整理丛书》的出版，对于加强中医药古籍文献研究队伍建设、建立古籍研究平台，提高古籍整理水平均具有积极的推动作用，对弘扬我国优秀传统文化，推进中医药继承创新，进一步发挥中医药服务民众的养生保健与防病治病作用将产生深远影响。

第九届、第十届全国人大常委会副委员长许嘉璐先生，国家卫生计生委副主任、国家中医药管理局局长、中华中医药学会会长王国强先生，我国著名医史文献专家、中国中医科学院马继兴先生在百忙之中为丛书作序，我们深表敬意和感谢。

由于参与校注整理工作的人员较多，水平不一，诸多方面尚未臻完善，希望专家、读者不吝赐教。

国家中医药管理局中医药古籍保护与利用能力建设项目办公室
二〇一四年十二月

许 序

"中医"之名立，迄今不逾百年，所以冠以"中"字者，以别于"洋"与"西"也。慎思之，明辨之，斯名之出，无奈耳，或亦时人不甘泯没而特标其犹在之举也。

前此，祖传医术（今世方称为"学"）绵延数千载，救民无数；华夏屡遭时疫，皆仰之以度困厄。中华民族之未如印第安遭染殖民者所携疾病而族灭者，中医之功也。

医兴则国兴，国强则医强。百年运衰，岂但国土肢解，五千年文明亦不得全，非遭泯灭，即蒙冤扭曲。西方医学以其捷便速效，始则为传教之利器，继则以"科学"之冕畅行于中华。中医虽为内外所夹击，斥之为蒙昧，为伪医，然四亿同胞衣食不保，得获西医之益者甚寡，中医犹为人民之所赖。虽然，中国医学日益陵替，乃不可免，势使之然也。呜呼！覆巢之下安有完卵？

嗣后，国家新生，中医旋即得以重振，与西医并举，探寻结合之路。今也，中华诸多文化，自民俗、礼仪、工艺、戏曲、历史、文学，以至伦理、信仰，皆渐复起，中国医学之兴乃属必然。

迄今中医犹为国家医疗系统之辅，城市尤甚。何哉？盖一则西医赖声、光、电技术而于20世纪发展极速，中医则难见其进。二则国人惊羡西医之"立竿见影"，遂以为其事事胜于中医。然西医已自觉将入绝境：其若干医法正负效应相若，甚或负远逾于正；研究医理者，渐知人乃一整体，心、身非如中世纪所认定为二对立物，且人体亦非宇宙之中心，仅为其一小单位，与宇宙万象万物息息相关。认识至此，其已向中国医学之理念"靠拢"矣，虽彼未必知中国医学何如也。唯其不知中国医理何如，纯由其实践而有所悟，益以证中国之认识人体不为伪，亦不为玄虚。然国人知此趋向者，几人？

国医欲再现宋明清高峰，成国中主流医学，则一须继承，一须创新。继承则必深研原典，激清汰浊，复吸纳西医及我藏、蒙、维、回、苗、彝诸民族医术之精华；创新之道，在于今之科技，既用其器，亦参照其道，反思己之医理，审问之，笃行之，深化之，普及之，于普及中认知人体及环境古今之异，以建成当代国医理论。欲达于斯境，或需百年欤？予恐西医既已醒悟，若加力吸收中医精粹，促中医西医深度结合，形成21世纪之新医学，届时"制高点"将在何方？国人于此转折之机，能不忧虑而奋力乎？

予所谓深研之原典，非指一二习见之书、千古权威之作；就医界整体言之，所传所承自应为医籍之全部。盖后世名医所著，乃其秉诸前人所述，总结终生行医用药经验所得，自当已成今世、后世之要籍。

盛世修典，信然。盖典籍得修，方可言传言承。虽前此50余载已启医籍整理、出版之役，惜旋即中辍。阅20载再兴整理、出版之潮，世所罕见之要籍千余部陆续问世，洋洋大观。

今复有"中医药古籍保护与利用能力建设"之工程，集九省市专家，历经五载，董理出版自唐迄清医籍，都 400 余种，凡中医之基础医理、伤寒、温病及各科诊治、医案医话、推拿本草，俱涵盖之。

噫！璐既知此，能不胜其悦乎？汇集刻印医籍，自古有之，然孰与今世之盛且精也！自今而后，中国医家及患者，得览斯典，当于前人益敬而畏之矣。中华民族之屡经灾难而益蕃，乃至未来之永续，端赖之也，自今以往岂可不后出转精乎？典籍既蜂出矣，余则有望于来者。

谨序。

第九届、十届全国人大常委会副委员长

许嘉璐

二〇一四年冬

王 序

　　中医学是中华民族在长期生产生活实践中，在与疾病作斗争中逐步形成并不断丰富发展的医学科学，是中国古代科学的瑰宝，为中华民族的繁衍昌盛作出了巨大贡献，对世界文明进步产生了积极影响。时至今日，中医学作为我国医学的特色和重要医药卫生资源，与西医学相互补充、相互促进、协调发展，共同担负着维护和促进人民健康的任务，已成为我国医药卫生事业的重要特征和显著优势。

　　中医药古籍在存世的中华古籍中占有相当重要的比重，不仅是中医学术传承数千年最为重要的知识载体，也是中医为中华民族繁衍昌盛发挥重要作用的历史见证。中医药典籍不仅承载着中医的学术经验，而且蕴含着中华民族优秀的思想文化，凝聚着中华民族的聪明智慧，是祖先留给我们的宝贵物质财富和精神财富。加强对中医药古籍的保护与利用，既是中医学发展的需要，也是传承中华文化的迫切要求，更是历史赋予我们的责任。

　　2010 年，国家中医药管理局启动了中医药古籍保护与利用能力建设项目。这既是传承中医药的重要工程，也是弘扬优秀民族文化的重要举措，不仅能够全面推进中医药的有效继承和创新发展，为维护人民健康做出贡献，也能够彰显中华民族的璀璨文化，为实现中华民族伟大复兴的中国梦作出贡献。

相信这项工作一定能造福当今，嘉惠后世，福泽绵长。

国家卫生和计划生育委员会副主任

国家中医药管理局局长

中华中医药学会会长

王国强

二〇一四年十二月

马 序

　　新中国成立以来，党和国家高度重视中医药事业发展，重视古籍的保护、整理和研究工作。自 1958 年始，国务院先后成立了三届古籍整理出版规划小组，分别由齐燕铭、李一氓、匡亚明担任组长，主持制订了《整理和出版古籍十年规划（1962—1972）》《古籍整理出版规划（1982—1990）》《中国古籍整理出版十年规划和"八五"计划（1991—2000）》等，而第三次规划中医药古籍整理即纳入其中。1982 年 9 月，卫生部下发《1982—1990 年中医古籍整理出版规划》，1983 年 1 月，中医古籍整理出版办公室正式成立，保证了中医古籍整理出版规划的实施。2002 年 2 月，《国家古籍整理出版"十五"（2001—2005）重点规划》经新闻出版署和全国古籍整理出版规划领导小组批准，颁布实施。其后，又陆续制定了国家古籍整理出版"十一五"和"十二五"重点规划。国家财政多次立项支持中国中医科学院开展针对性中医药古籍抢救保护工作，文化部在中国中医科学院图书馆专门设立全国唯一的行业古籍保护中心，国家先后投入中医药古籍保护专项经费超过 3000 万元，影印抢救濒危珍、善、孤本中医古籍 1640 余种，开展了海外中医古籍目录调研和孤本回归工作。2010 年，国家财政部、国家中医药管理局安排国家公共卫生专项资金，设立了"中医药古籍保护与利用能力建设项目"，这是继 1982～1986 年第一批、第二批重要中医药古籍整理之后的又一次大规模古籍整理工程，重点整理新中国成立后未曾出版的重要古籍，目标是形成并普及规范的通行本、传世本。

为保证项目的顺利实施，项目组特别成立了专家组，承担咨询和技术指导，以及古籍出版之前的审定工作。专家组中的许多成员虽逾古稀之年，但老骥伏枥，孜孜不倦，不仅对项目进行宏观指导和质量把关，更重要的是通过古籍整理，以老带新，言传身教，培养一批中医药古籍整理研究的后备人才，促进了中医药古籍保护和研究机构建设，全面提升了我国中医药古籍保护与利用能力。

作为项目组顾问之一，我深感中医药古籍保护、抢救与整理工作的重要性和紧迫性，也深知传承中医药古籍整理经验任重而道远。令人欣慰的是，在项目实施过程中，我看到了老中青三代的紧密衔接，看到了大家的坚持和努力，看到了年轻一代的成长。相信中医药古籍整理工作的将来会越来越好，中医药学的发展会越来越好。

欣喜之余，以是为序。

中国中医科学院研究员

马继兴

二〇一四年十二月

校注说明

　　《片石居疡科治法辑要》二卷，清代医家沈志裕著。沈志裕（？—1827），字怡庵，浙江平湖人，约生活于清嘉庆、道光年间。中年开始习医，有医名。精心专攻疡科近30年，随证施治，通常达变，疗效显著。凡治病，必先察其虚实、阴阳，审其血脉、脏腑、经络。作者晚年根据数十年临证经验，撰疡科医论若干，方剂数十首，著成《片石居疡科治法辑要》，于清道光八年（1828）刊行于世。全书虽然字数不多，但注重理论与临床相结合，强调中医辨证论治特色。其论述每一个病证的病因病机、诊断和鉴别诊断、辨证方法、内外治法和应用方剂及药物组成等皆完备，且详略得当，主次分明，所录方剂亦甚为精当实用。本次整理，以刊刻时间最早、内容保存较完整的清道光八年（1828）志古堂刻本（藏于中国中医科学院图书馆）为底本，以清光绪十九年（1893）平湖刻本为主校本（藏于上海中医药大学图书馆），以清光绪十八年（1892）中西书局石印本为参校本（藏于上海图书馆）。兹将本书校注的有关原则说明如下。

　　1. 原书为繁体竖排，今改为简体横排。原书中表示上下文的"右""左"径改为"上""下"，不出校记。

　　2. 古体字、异体字，以及底本中笔画小异的错讹字、俗写字、不规范字等，予以径改，不出校。通假字一律保留，首见处出校说明。

　　3. 原书中模糊不清或难以辨认的文字，以虚阙号"□"按所脱字数补入。

　　4. 原书中冷僻字加以注音释义，对不常见的人名、地名、典故、名物以及有碍阅读的词语等，酌情加以注释。

__SEG__

5. 底本与对校本出现不同时，出注说明对校本内容。

6. 一些生僻的医药专业术语难以考实，此类置而不注，待有识者补之。如"一抽之痛""银黝""夹汤""舌芤""白占""坑腻""黄阡""土星"等。

7. 原书中的药名异写，均按当今通用名律齐，如：紫苑 - 紫菀，白芨 - 白及，朴消 - 朴硝，香圆 - 香橼，西黄 - 犀黄，含水石 - 寒水石，史君子 - 使君子，连乔 - 连翘，斑毛 - 斑蝥。原书中药名、药物用量有简写之称，不改原文，于首见处出注说明。如：粘子 - 鼠粘子，钱半 - 一钱半。凡属药物异名均不改原文，于首见处出注。如：角针 - 皂角刺，军姜 - 干姜，犀黄 - 牛黄等。

8. 原书书名，底本封面作"片石居疡科遗篇"，卷目作"片石居疡科治法辑要"。称"遗篇"是重在说明本书为后人整理而成，而称"治法辑要"则更能体现出原书的内容及著作体例，故本次整理采用"片石居疡科治法辑要"作书名。

9. 原书有分卷目录，即卷目，无总目。为方便读者阅读，在尊重本书原貌基础上，将原书分卷目录新编成总目录，置于正文之前。

10. 原书共有三篇序，除沈正楷之序题为"片石居疡科遗编序"外，余均无标题，现据序作者姓氏分别题为"陆序""程序""沈序"。

11. 原书卷上、卷下篇名下有"平湖怡庵沈志裕手纂 男保铭校订"，今删。

12. 此次整理，根据内容将原书较长的篇幅进行了适当分段，使之更为醒目，便于阅读。

__SEG__

陆 序

盖自岐黄创始医药，至《周礼》有疾医疡医之掌，而治内治外以分。后之精其理、神其技者，如扁卢①、和缓②、华佗诸人，代有名医。顾医必有方，东坡云：药虽进于医手，方多传于古人。③《龙宫》④《金匮》《肘后》等方，皆妙方也，亦秘方也。第与其秘而私诸己，孰若出而公诸人？与其抄而弆⑤诸家，孰若刊而广诸世之为得哉？余友沈怡庵先生乐善好施，扶危济困其素志也。壮岁究心医理，尤专精于疡科。凡于前人良方屡试屡验者，无不广搜博采焉。至购备药物，必辨其真伪，不惜重价以为待用之需。即膏丹升降诸药，无不亲自研炼，寒暑无间。人之踵门求医者，远近毕至，不取其酬而转施以药，故赖以生全者不可胜数。范文正公⑥云：人不能为良相，必为良医。总以济人为汲汲耳。先生纂《疡科治法辑要》若干条，并临症获效良方若干种，随时杂录，未及厘定⑦，遂尔仙游⑧。令嗣竹泉五兄承先人之志，虑其湮没而不传也，爰搜遗稿，即为诠次，

---

① 扁卢：战国时名医扁鹊，因家居于卢，故又称卢医。
② 和缓：春秋时秦国良医和与缓的并称。
③ 药虽进……传于古人：语出宋苏轼《乞校正陆贽奏议进御札子》。
④ 龙宫：唐代段成式《酉阳杂俎》卷二载孙思邈居终南山，与宣律（即道宣，唐代律宗三派之一南山律的开创者）交往，逢大旱，昆明池龙因事求救于宣律，宣律使转求孙思邈，孙思邈为其解难，昆明池龙遂赠孙思邈龙宫仙方三千首。
⑤ 弆（jǔ 举）：收藏。
⑥ 范文正公：范仲淹，死后谥"文正"，故称。
⑦ 厘定：整理编定。
⑧ 仙游：死亡的讳称。

分作上下两卷，谋付梓人，俾得广为流播。虽篇页无多，披寻易竟，倘遇急症垂危，自可依方立效。噫！世之秘为独得而不欲传诸他人者，其用心之相去为何如耶？

时道光七年岁次丁亥冬十月姻愚弟陆锡麒序

程 序

尝思太史公曰：人之所病，病疾多；医之所病，病道少。①
以为患在不能贯而通之耳。昔扁鹊过邯郸②，即为带下医，过
洛阳，即为耳目痹医，入咸阳，即为小儿医。此虽随俗为变，
岂非其道固无所不贯哉？当湖③沈怡庵先生，端品笃学之士，
自少多疾，留心岐黄，精究医书，手不释卷，所以养生，而未
竟济世也。会④有患发背者，溃烂只存一膜，喘呼将绝。先生
闻之恻然，遂与之治，内汤剂而外敷贴，凡两越月，竟起白骨
而肉之，人于是啧啧称道不衰，咸知先生擅治疡症，求治如市
焉。先生遂效扁鹊之意，即以外科应之，活人不可指数。道光
七年，先生因旧疾发而捐馆⑤焉，所有疡病证论及临症治验、
神效秘方录存箧中。令嗣竹泉五兄不敢作枕中之秘，以承先人
之心为心，愿付剞劂⑥，以公于世，俾穷乡僻壤可以对症用药，
便于自治。先生之法可以永垂不替⑦，而竹泉之尽孝道亦于是
见。因为之序云。

眷教弟程庚西朗氏拜识

---

① 人之所病……病道少：语出《史记·扁鹊仓公列传》。
② 邯郸：原作"琅琊"，据《史记·扁鹊仓公列传》改。
③ 当湖：浙江平湖市当湖镇。
④ 会：适逢。
⑤ 捐馆：去世。
⑥ 剞劂（jījué 机决）：刻印。
⑦ 替：衰废。

沈 序

　　陆宣公①晚年家居，留心医理，尝手抄秘方，曰："此亦活人之一术。"范文正公亦有不为良相为良医之语。医虽小道，是亦有志于济世者之所为。我怡庵四兄先生，重然诺，好施与，绰然有古君子风。中岁习于医，而于疡科尤究心焉。夫疡科一道，自《周官》始之②，至汉时如淳于意、华佗辈，书史所载，别有神奇。其书或传或不传，诚如许允宗③所谓医者意也④，思虑精则得之耳。我兄专精于此者几三十年，病万变，药亦万变，俱收并蓄，待用无遗⑤。求治者踵接于门，必以良药治之，不取一钱值，异乡之耳⑥其名者咸就之。意之所解，口亦能宣，尝著论若干则，方若干条，是能原人血脉、经络、骨髓、阴阳、

　　① 陆宣公：即陆贽，唐代嘉兴（今属浙江）人，字敬舆，大历间进士，官至中书侍郎同平章事，死后谥"宣"。著有《翰苑集》，又辑《陆氏集验方》五十卷，已佚。

　　② 夫疡科……始之：周官即是《周礼》，又名《周官经》。《周礼·天官·冢宰》："疡医掌肿疡、溃疡、金疡、折疡之祝，药、劀、杀之齐。"

　　③ 许允宗：许胤宗，历南朝陈、隋、唐三朝，《旧唐书》《新唐书》皆有传，是医学史上的重要人物。至宋以后多作"许允宗"，宋人避宋太祖赵匡胤名讳，改"胤"为"允"。

　　④ 医者意也：《旧唐书·许胤宗传》："医者意也，在人思虑。"强调行医治病，贵在思考。

　　⑤ 俱收并蓄待用无遗：唐代韩愈《进学解》："玉札丹砂，赤箭青芝，牛溲马勃，败鼓之皮，俱收并蓄，待用无遗者，医师之良也。"

　　⑥ 耳：听说。

表里，以起百病之本①。未及付剞劂氏公诸世，而兄已赴道山②。侄竹泉厘为二卷，行将授梓，以当蔮楹③之书，邮寄示余，乞序以弁④其首。余重我兄济世之志，而知其能以活人，即不必如淳于意、华佗之神于医，而要非世之庸医所得几及也，则甚矣。医师之良也，是书有不信，今而传后哉。

时道光八年岁在戊子春月弟正楷识于粤西河池州官廨

---

① 原人血脉……百病之本：语出《汉书艺文志》："医经者，原人血脉、经络、骨髓、阴阳、表里，以起百病之本，死生之分。"

② 赴道山：死的讳称。

③ 蔮楹：谓收藏书籍以传久远。语出《晏子春秋·杂下三十》。

④ 弁：放在前面。

目 录

卷　上

痈疽总论

粤稽疡科之症，统曰痈疽，而治法截然各别。盖发于阳分者为痈，痈之生必红肿疼痛，其根浅而其体热，犹易治也；发于阴分者为疽，疽之生则木痛坚白，其根深而其体寒，诚难治也。疡医不明阴阳虚实，但知清热解毒，其贻误非浅鲜矣。余尝涉猎方书，见夫初起者消之，已成者托之，既溃者去其腐，不敛者补其虚，此大略也。至若临症用药，必审其人之老少虚实，视其疮之红白阴阳，度其症之轻重浅深，不可过用寒凉者，亦不可偏于温热。所最忌者，原虚而又攻之，邪盛而又补之，抑或脓熟而不针，腐结而不去，毒未尽而早用生肌之药，势必返轻为重，致成败症。总之，外科之症，无论为痈为疽，俱以托里为要，庶或免于内陷。而治痈之法，以解热止痛四字赅之；治疽之法，以驱寒化凝四字该之。世乃有以红痈而用温药，白疽而投凉剂者，犹之以火救火而益热，以水济水而益深耳，而欲期获效也，是必不能，余故首为论列之。

疔　疮

疔疮之症，每因火毒而生，有旦发夕死，夕发旦死。生人殒命之速，莫有甚于疔者。其治法，初起即宜用锐针挑破，深刺十余下，挤出恶血，用立马回疔丹插入孔内，外贴疔膏，避风，内服蟾酥丸并五味消毒饮，即愈。倘因循失治，眼见火星者，名曰走黄，系疔毒走散内陷也，百无一生。故疔有三十六种，唯有一种刃镰疔，形如韭菜者，只可服药，不宜针刺，余俱以早开为要。然开之不透，或开后冒风，反致误事，切宜慎之。

流 注

流注之症，由体虚之人深感风寒，气血凝结而生，亦有因寒痰湿气流入经络而生。其疮漫肿无头，不红不痛，日久微热渐痛，略透红光一点，系是脓成，即宜开破。溃后脓水清薄，腥臭难闻，饮食减少者，皆为险症。初起用艾灸法、木香饼法最妙。外贴姜胆膏，内服木香流气饮、香贝养荣汤、小金丹。已成者服托里透脓汤，已溃者服八珍汤、十全大补汤，痰多者服二陈汤、犀黄丸①，郁怒者服逍遥散，外俱贴阳和解凝膏。疮口紧小，宜用绵纸作条捻入孔内，片时抽出，使脓水随流，不致阻塞。始终治法，切忌寒凉。此症有续生不一者，宜多服小金丹可免。

肠 痈

肠痈，由瘀血流入肠中而生，又有由湿热凝聚而生。初起身热畏寒，皮肤甲错，自汗腹胀。若痈生大肠，则天枢穴必隐痛微肿，大便重坠；若痈生小肠，则关元穴必隐

---

① 犀黄丸：方名，见清代王维德《外科全生集》卷四，用犀黄、麝香、乳香、没药、黄米饭等。其中"犀黄"即牛黄。

痛微肿，小便涩滞。始发脉迟而紧者，宜大黄汤下之，自愈。若脐高腹满，刺痛不食，身躯转侧，如有水声，宜薏苡汤主之。若腹痛下脓者，毒未尽也，宜丹皮汤治之。如脓从脐出，胀满不除，饮食减少，精神恍惚，宜八珍汤加丹皮、肉桂、黄芪、五味子之类。如日久不溃，身无寒热，脉数腹急，宜薏苡附子散治之。天枢穴在脐旁开二寸，关元穴在脐下三寸。以上治法，悉载《金鉴》，百无一失。故肠痈有大小，即治法有难易。每见大肠生痈者，其人必右足屈而不伸，大便秘结，治之合法，诚易愈耳。小肠生痈，其人左足屈而不伸，小便不利，治之则较难矣。盖大肠易于泄毒，而小肠更多曲折，故治小肠痈必须加车前子、泽泻之类，方可泄脓而愈。大凡生肠痈者，宜徐行缓步，不可惊恐跌扑，恐肠断也，断则难救矣，慎之。

肺　痈

肺痈之生，或因多食辛辣炙煿，醇酒厚味，或因劳伤血气，风热入肺，或因入房过度，肾水枯竭，虚火上炎所致。其病中府穴必隐隐作痛，寒热咳嗽，身皮甲错，喘满不寐[①]，状类伤寒，口吐脓痰。初发未成脓者，宜射干麻黄汤散之。已成吐脓者，宜桔梗汤追之。久溃不敛者，宜紫菀茸汤补之。始终治法以清解肺热为要。中府穴在乳上

---

① 寐：原作"痞"，平湖刻本亦作"痞"，疑为"寐"之误。据中西书局石印本改。

第三肋骨间。凡肺痈愈后，终身忌食鸭蛋、鲤鱼、石首鱼、烘青豆、红莱菔，庶不复发。又法治肺痈，无论已溃未溃，用陈久芥菜卤，每日温饮一杯，无不全愈。但此卤必须陈之五六年方可用，窃愿乐善者预备以济人焉。

咽喉各症

咽喉之症乃急症也，其名不一，其治略同。

一曰缠喉风。咽喉肿痛，且麻且痒，寒热往来，痰涎堵塞，饮食不下，声音难出，由肺胃积热，复受风邪而成。治法宜刺少商穴出血，以泄其毒。再以鹅毛蘸桐油，探入喉中，引吐其痰。服清咽利膈汤，吹一炮散或冰硼散。

一曰慢喉风。其发缓，其色淡，咽燥微肿，唇舌俱白，大便自利，脉行微细。忌用凉药，宜补中益气汤，吹一炮散。

一曰喉闭。面赤腮肿，喉痛有块，发寒发热，难食难语。宜刺少商穴，宜服荆防败毒散。寒热已退，服清咽利膈汤。如有痰，以桐油吐之。倘肿发项外，脓熟胀痛，急用皂角研末，吹鼻取嚏，即溃，或用皂角末醋调敷肿处，亦溃。若声哑痰塞，宜用蜜炙附子片含之，勿令咽下。内服宜苏子、前胡等药，以下其气。亦忌寒凉。外吹一炮散。

一曰弄舌喉风。咽喉肿痛，痰涎壅塞，舌出不收，常欲以手弄舌。宜刺少商穴，有血则轻，无血则重。用桐油吐出其痰，服清咽利膈汤，吹一炮散，或用蜜炙附子片噙咽其汁，亦愈。

一曰喉疳。初起咽喉干燥，如毛草刺痛，又如有物塞于喉中，呕吐酸水，日久色紫而痛，饮食不下，颇似石榴子式，由相火铄金而致。宜服知柏地黄汤、甘露饮，择而用之，吹一炮散。

一曰锁喉。生于耳前，形如瘰疬，咽喉肿塞，疼痛妨食。宜服清咽利膈汤，吹一炮散或冰硼散。

一曰乳蛾。生咽喉之旁，形如蚕蛾，或如枣核，红肿胀痛，或左或右，有单有双，单轻双重。生于关^①前者易见易治，生于关后者难见难治。俱宜服清咽利膈汤，吹一炮散。有痰，宜以桐油吐之，吐不出者，急刺少商穴。

一曰喉癣，名天白蚁。咽嗌干燥，初痒，次生苔藓，吐痰妨食，甚则鼻孔俱烂。宜服穿山甲散，吹一炮散。

总之，喉症以早治为要，迟则伤命。而内服之药不外清咽利膈汤，外吹之药无有妙于一炮散者。少商穴在两手大指内侧，去指甲角韭叶宽即是。

百会疽

百会疽，生于头顶百会穴，属督脉经，初如粟米，渐大如钱，形似葡萄，坚如铁石，红肿高突，焮热疼痛，大渴饮水，心烦便结，脉见洪数者，属实热，宜服黄连消毒饮，敷冲和散。若漫肿平塌，坚硬色紫，痛而畏寒，脉见细数者，属阳虚，宜服十全大补汤，敷回阳玉龙膏。若面

① 关：指喉咙。喉咙如关隘，故称。

赤而烦，口渴不饮者，属虚火上炎，宜服附桂地黄丸。此症由肾火沸腾所致，急宜早治，倘七日不溃脓者，不治。

对口疽

对口疽，生项后发际而对前口者是也。其症有偏有正，正者反轻，偏者为重。盖正者系督脉所主，起于下而达于上，故毒气透达，不致下流内陷，易溃易敛；偏者乃太阳膀胱所主，寒水沉凝，起于上而行于下，故疮必平塌散漫，肩背沉重，难溃难敛。初起如豆粟者，即宜用刀挑破，插入蟾捻子，腐去死肌，敷雄及散，或可移重就轻。已溃，宜用猪蹄汤洗净脓腐，糁①大红升。倘十五日不得脓，或溃而出血者凶，始终治法宜升提内托。若偏对口，尤当温托，最忌寒凉。其合用之方开列于后，宜审而用之。

透脑疽

透脑疽，生于百会穴之前，囟②门之际，亦督脉经火毒而成，其始终治法同百会疽。

侵脑疽

侵脑疽，生于透脑之旁，由太阳经湿热所致。若红肿高痛，溃脓稠厚者易治，若紫陷无脓者难治。初起服荆防

---

① 糁（sǎn 伞）：涂抹。明代魏学洢《核舟记》："左刻'清风徐来，水波不兴'，石青糁之。"

② 囟：各本皆作腮，疑为"囟"字之俗写。

败毒散，次服内疏黄连汤或醒消丸，将溃服托里透脓汤，已溃服托里排脓汤，外敷冲和膏。

鬓疽

鬓疽，生于鬓角，属手足少阳两经。此处皮肉浇薄，多气少血，难溃难敛，不可妄用刀开，宜俟其自溃。初起服柴胡清肝汤，已成服托里消毒散，敷二味拔毒散。已溃而虚者服参苓内托散，腐尽不敛者涂玉红膏。

勇疽

勇疽，即太阳疽，生于目小眦后五分太阳穴，无论左右，所生皆同。十日不溃者，恐毒气损目，宜用刀开。若无脓出血者，难治。初宜服仙方活命饮，次服内疏黄连汤，敷二味拔毒散。其将溃已溃，治法与诸痈疽同。

脑铄疽

脑铄疽，生于脑骨之中，对口之上，形如横木，黑如锅底，坚硬紫暗，上自顶门，下至大椎，发肿焮痛，未脓先腐，时流清水，肌肉冰冷，烦躁目干，甚者脑骨俱烂，片片脱下，真是九死一生之症，由于好服房药①，阴枯火炎而致。宜用桑柴火烘之，服仙方活命饮以舒解之。如七日后不得大脓，宜服十全大补汤救之。若初起热如火燎，刺痛不堪者，属阳分，宜急服黄连消毒饮或五圣丹，尚可

---

① 房药：壮阳药。

全愈。若木冷不痛者，不救。

骨槽风

骨槽风，一名牙叉发，一名穿腮，手少阳三焦、足阳明胃两经深受风邪，凝袭筋骨所致。初起疼痛肿硬，日久腐烂，牙关拘急，腮穿齿落，形体瘦削，饮食不进者，不治。如红肿热痛，体气有余者，服升阳散火汤。如坚硬瘰木，体虚而寒者，宜用二陈汤合阳和汤并煎并服。外敷俱用真君妙贴散，擦牙用清胃散，久溃有①多骨者用推车散。内服切忌寒凉，倘误服凉药以致肌肉坚凝，臭腐延烂者，必用理中汤多加附子以救之。

龙泉疽

龙泉疽，生于人中内是也，形如赤豆，蒂小根深，坚硬木痛，色紫顶焦，寒热交作，不时麻痒，急宜照疔疮治法治之，迟则不救。

结喉痈

结喉痈，生于结喉之上，又名猛疽，由肝肺二经积热忧愤所致。若肿塞咽喉，汤水不下，亦为险症。若脓熟不针，内溃穿喉者，死。宜服黄连消毒饮，敷三味拔毒散，或服清咽利膈汤。

---

① 有：原作"生"，据《外科全生集·骨槽风》改。

瘰疬

瘰疬之症，其名甚繁，然皆由于痰湿忧郁、风邪热毒而成。若推之移动者为无根，易治；推之不动者为根深，属阴分，难治。其治瘰疬之法，如在阳分者，服犀角丸、防风羌活汤、夏枯草膏，插蟾捻子，贴五云膏。如在阴分者，服小金丹、附子败毒汤，贴阳和解凝膏，十全大补汤，宜忌寒凉，并忌刀针。如因痰而生者，宜服子龙丸、犀黄丸。因郁而生者，宜服逍遥散、香贝养荣汤。凡生瘰疬，男子忌太阳内青筋暴露，潮热咳嗽，自汗盗汗；女子忌眼内露出红丝，骨蒸经闭，五心烦热，犯之俱为败症，难愈。

石疽

石疽，生于颈项耳旁，形如桃李，坚硬异常，伏于皮里，不红不热，由寒邪入于经络而成。初小渐大，难消难溃，宜养肝滋肾，佐以温补元气。如日久患上现红筋一条，不救，现青筋者尚可治。外宜用鲜商陆打烂敷上，最妙。内服香贝养荣汤、逍遥散、犀黄丸，甚者服阳和汤，贴阳和解凝膏。

失荣症

失荣症，生于耳之或前或后，及肩项之际，坚硬如石，皮色不变，推之不移，日久悬痛，肌肉瘦削，愈溃愈硬，腐烂流血，形如翻花石榴，口角流涎，不治之症也。

大约此症由于先富后贫，始荣终辱，或七情六郁所致，虽有医方，亦聊尽人事而已。内服和荣散坚丸，外敷飞龙阿魏化坚膏，或服逍遥散、香贝养荣汤亦可。

发 背

发背有上中下三处，上发伤肺，中发伤肝，下发伤肾，皆在脊中，并属督脉。若生于背脊之旁者名搭手。搭手亦有上中下三处，左搭手属肝，右搭手属肺，其治法与发背同。俱因积热郁怒，或酒色风寒所致。然又当辨其阴阳：发于阳者必高肿疼痛，色红而热，宜服荆防败毒散、醒消丸、内疏黄连散，敷铁箍散；发于阴者不高不热，皮色不红，不甚疼痛，头昏目眩，宜服回阳三建汤、阳和汤，敷回阳玉龙膏，贴阳和解凝膏。初起皆宜服仙方活命饮，并用艾灸。根脚走散者，围铁桶膏，已成服托里排脓汤，已溃服内托黄芪饮，溃后用猪蹄汤洗净，糁金素丹或乌龙丹，腐尽糁九一丹。始终治法并宜发托温补，庶免内陷损命。

井 疽

井疽，生于心窝之中中庭穴，属任脉经，由心经火毒而成。红肿热痛，心烦自汗，大渴饮水，若不早治，则毒气陷于心而死。治法宜急服内疏黄连汤，盖被出汗。如无汗者，宜服夺命丹，次服醒消丸，或黄连消毒饮。若已成已溃，亦宜清心解毒，佐以托里之药，或可取效。

乳　岩

乳岩症，由阴寒凝结，忧愁郁怒，肝脾两伤所致。始发乳中结一小块如豆，渐如枣栗，不红不热，此时尚可消散，如溃则百无一生矣。倘日久乳中有一抽之痛，或患处现出红色者，已难挽回。谓之岩者，因溃后肌肉腐烂，翻叠如岩也。治法初起多服犀黄丸，或服阳和汤，自能消散而愈，最忌膏药敷药，并忌刀开。若因循失治，已经发觉，勉以阳和汤、犀黄丸二方，日日早晚轮服，服至自溃，再用大蟾六只，每日取蟾破腹，连杂将蟾身刺孔，贴于疮口，连贴三日，内服千金托里散，三日后仍服犀黄丸，可救十中三四耳。若溃后不痛而痒者，必无挽回。此法系《全生集》①中所载，与诸书不同，余窃用之于初起者，无不全愈。至溃后未尝试用，想舍此亦无他法也。

二

又乳痈乳疽等证

乳岩之外，有内吹、外吹、乳痈、乳疽、乳发、乳漏之症。内吹者，怀孕未产，乳房肿痛成痈是也；外吹者，产后肝胃气浊，兼子吮乳时熟睡，鼻孔凉气吹入母乳，凝结而成痈是也。乳痈、乳疽男女皆有生者，由肝郁胃热而成，红肿而热为痈，坚硬而白为疽。乳发者与乳痈相同，而焮赤肿痛较乳痈更大，皮肉尽烂，由胃受湿热而成。乳

---

① 全生集：清王洪绪著，总结家传及生平所得之效方而成，书中公开了家传四代之经验，堪称清代较有价值的一部外科专著。

漏者，因乳疮溃久不敛，风寒侵袭，时流清水者是也。顾乳房属胃经，乳头属肝经，大约乳症皆由肝气郁结，胃受湿热所致。初起服柴胡清肝汤、托里消毒饮，已成服托里透脓汤，已溃服托里排脓汤、内托黄芪饮加瓜蒌、橘叶之类。久溃服逍遥散。元虚服补中益气汤，外敷冲和膏。其疮内须用绵纸作条，蘸乌龙丹插入孔内，外贴太乙膏。又不可过用寒凉，以致血凝气滞，变为乳岩。余用雪里红草，俗名猫耳草，加入煎药内颇效。

腰　疽

肾俞发，一名腰疽，生于背脊十四椎之旁，两腰陷肉处肾俞穴。此症由入房过度，气竭精伤，欲火销阴所致。或口干舌燥，或寒热往来，或百筋疼痛。若红活高肿，十四日出脓者易愈。若紫黑干枯，坚硬无脓，或脓稀伤膜者，俱为难救。治法宜滋补肾阴，和解气血。服人参养荣汤、加减八味丸之类。最忌恼怒色欲，虽愈后犹当戒以年余，若犯之，必复发不治。

脐腹胸胁所生痈疽各证

脐腹胸胁所生痈疽，其证不同。一曰幽疽，生于脐上七寸。初发如粟，渐大如蛋，坚硬肿痛，由过食膏粱厚味，兼气郁不通所致。一曰中脘疽，生脐上四寸，由多食炙煿，胃经火毒所致，坚硬漫肿，不红不热，若咳嗽吐脓痰者险。一曰下脘疽，生脐上二寸，由心火炽盛，流入肾经所致。如红活高肿，脓厚者顺；如平塌紫黑，溃流清水难愈。一曰肋疽，生于肋条骨间，由肝经郁愤而成，初小渐大，形如桃李，痛连肩背，二十一日溃出厚脓者顺，出清水者凶。一曰渊疽，生于肋下，坚硬而肿，皮色不变，由忧恚太过，肝胆两伤所致，日久方溃，若溃出厚白脓者可愈，溃流豆浆脓者难治。如疮口有声如儿啼者，此属内膜穿也，宜即灸阳陵泉穴十四壮，其声即止。其穴在膝膑骨外廉下一寸陷坎中，蹲坐取之即得。将溃之先，宜多服护膜散。一曰腹皮痈，生于腹旁皮里膜外，始则隐痛，后渐发肿，由膏粱火郁而成。一曰少腹痈，生于气海、丹田、关元三穴之间。气海在脐下一寸五分，丹田在脐下二寸，关元在脐下三寸，此三穴遇一穴发肿，即是少腹痈。一曰脐痈，当脐而生，不红不热，肿大如瓜，高突如铃，由心火流入肠中而生，此穴忌用针刺，宜艾蒜灸之。又有脐中不痛不肿，痒而流水，系肠胃湿热，宜服黄连平胃散，糁三妙散即愈。

以上诸症，如红肿高突而热者属阳分，初宜服仙方活命饮、醒消丸，甚者服内疏黄连汤，已成服托里透脓汤、内托黄芪饮，已溃虚者服十全大补汤。如平塌漫肿，不红不热，皮色不泽者属阴分，初宜服木香流气饮、犀黄丸、小金丹，次服千金内托散，已溃服托里排脓汤、香贝养荣汤，虚寒者服阳和汤。初起并宜艾灸，将溃并宜服护膜散。

臑^① 痈

臑痈，一名藕包毒，生于臂膊，连肩俱肿，焮赤疼痛。初起疙瘩，渐次红肿，或臑外结块，如桃如蛋者是也，由风温火毒而成。若红肿旁边无晕者顺，有二晕者险，三四晕者难愈。宜外涂妙灵丹，或敷二味拔毒散。初服荆防败毒散或醒消丸，已成服托里透脓汤，已溃服托里排脓汤之类。此系火毒，宜清热解毒，不可温补。

臂 痈

臂痈，生于臂上，外侧属三阳经，内侧属三阴经。初小渐大，红肿疼痛，由风邪逆于腠理而成。其治法与臑痈同。

兑 疽

兑疽，生于手腕动脉处太渊穴，属肺经，由忧思风火而成。坚硬漫肿，疼痛彻骨。其治法亦与臑痈、臂痈同。

手发背

手发背，生于手背，属三阳经，由风火湿热所致。初如芒刺，渐发肿痛，若溃深露筋者难愈。其治法亦同臑、臂痈。

---

① 臑（nào 闹）：指自肩至肘前侧靠近腋部隆起的肌肉。

掌心毒

掌心毒，生于手掌之中，赤肿疼痛，属包络经[①]，由积热而成。其内外治法与手发背同。但手掌肌肉浇薄，丝纹竖直，若用刀开，须看准纹痕，以尖针钻一小孔，不可割断丝纹，以致翻突腐烂。

天蛇头

天蛇头，生于指尖，十指皆有生者，总由心脾二经火毒而成。初起如疱，肿硬而痛，渐次裂开，如蛇头之状。治法，初起宜频涂妙灵丹。已成敷二味拔毒散，内服蟾酥丸、仙方活命饮，甚者服内疏黄连汤。不可早开并割断纹路。已溃，糁九一丹。

悬痈

悬痈，俗名偷粪老鼠。生于前阴之后、后阴之前会阴穴，任脉经。初生如莲子，微痒多痛，日久焮热肿大，如李如桃，由三阴亏损，忧思湿热而成。溃后轻则生管成漏，重则气血沥尽，变为痨怯，断难收功。治法在初起时即用熟大黄、生甘草各三钱，酒煎空心服，即消。已成宜醒消丸，已溃服内托黄芪饮，久溃服六味地黄丸、十全大补汤，食少胃弱者服六君子汤。调理得宜，或可带病延年。若过服寒凉克伐之药，多致不起。

---

① 包络经：原作"包经络"，据《医宗金鉴·外卷下》改。

肛痈

脏毒，一名肛痈，生于肛门之旁，肿痛高突，大便秘结，小便短赤，甚者肛门紧闭，下气不通，刺痛如锥。若脉见洪数有力者属阳，宜服一煎散消之，已成服托里透脓汤。脓熟而胀者刺之。若寒热往来，脉见细数，遇夜尤重者，属阴虚挟湿，难愈，宜服五灰散。溃后治法与悬痈同。

鹳口疽

鹳口疽，生于尾闾穴，尻骨之上，属督脉经，由湿痰凝结所致。初起形如鱼胞，久则突如鹳嘴，朝寒暮热，日轻夜重。少壮可愈，老弱难治。初宜服犀黄丸，或仙方活命饮加泽泻。已成已溃，治法与肛痈同。

肾囊痈

肾囊痈，由肝肾湿热下注而生，红肿热痛，寒热发渴。初宜荆防败毒散，或清肝渗湿汤，外敷二味拔毒散。已成服托里之药，已溃服补托之药，外涂玉红膏。若溃露睾丸者险，宜用杉木灰撒肾囊上，再用鲜紫苏叶包好，仰卧，或可取效。

疳疮

疳疮，一名妒精疮，生于阳物之上。其名不一，如生马口之下者名下疳，生玉茎之上者名蛀疳，肿胀包裹者名袖疳，溃烂阳物者名蜡烛，卸有细孔如棕眼者名镟根毒。又有生杨梅疮后而起者，即名杨梅疳。其受病之源有三：一由房术热药涂抹玉茎，洗擦阴器，以致火郁结肿，初起阳物痛痒坚硬，色紫腐烂，血水淋漓，宜服黄连解毒汤；一由欲念萌动，无由发泄，败精浊血凝结而成，初起必溲溺淋涩，肿痛腐烂，宜服八正散；一由娼妇阴器不净，瘀精传染而成，初起必红亮麻痒，肿痛流水，宜服龙胆泻肝汤，外俱宜用大豆、生甘草煎汤洗之，糁珍珠散。

阴　疮

妇人阴疮，或阴中挺出一条，名阴挺，或阴户忽肿而痛者，名蚌疽，或阴内生虫作痒者，名阴蚀，或阴户开而不闭者，名阴脱，或子宫脱出者，名阴㿗①。其名各殊，然总不外七情六郁，肝脾损伤，湿热下注而成。治法宜解郁为主，佐以清热泻湿，如逍遥散最妙。虚者，补中益气汤加丹皮、泽泻、花粉、柴胡之类，外并用蛇床子煎汤，乘热熏洗。

附骨咬骨疽

附骨咬骨二疽，由体虚之人深感风寒或瘀血凝结而成。生于大腿外侧者名附骨疽，属足三阳经；生于大腿里侧者名咬骨疽，属足三阴经。此证初起不红不热，如同伤

---

① 阴㿗（tuì退）：子宫脱出。《医宗金鉴·外科心法要决·妇人阴疮》载"阴㿗，气血双虚损"，"如子宫脱出，名为阴㿗，俗名㿗葫芦，由气血俱虚所致"。

寒渐次漫肿无头，筋骨疼痛，腿不能伸，即宜用艾蒜灸之。倘初灸即痛者，其根尚浅，宜灸至不痛而止；倘初灸不痛者，其根已深，宜灸至知痛乃止，外敷回阳玉龙膏，内服万灵丹、五积散。寒甚者，必须服阳和汤，方可消散。日久透红光一点者，即系有脓，宜服大防风汤加角针①、甲片之类以托之。已溃服十全大补汤加牛膝、木瓜之药，或仍服阳和汤，贴阳和解凝膏。久溃不敛，时时流水者，宜用生附子打烂作饼如钱厚，置于疮口上，着艾粒于饼灸之。每日灸四五壮，但令微热，不可令痛。内服温补气血为本，切忌妄用寒凉克伐，以致不救。若溃后脓清食减，精神憔悴者险。若筋缩腿屈，必成废疾。

鱼口便毒等证

鱼口、便毒、横痃、阴疽，四证俱生于少腹之下，大腿之旁。左为鱼口，右为便毒。若生于大腿合缝摺纹之间、阴毛旁边，则左为横痃，右为阴疽。夫鱼口、便毒二证，初生形如枣核，渐大如桃。寒热往来，坚硬木痛，微热不红。或由于房劳忍精，或由于暴怒伤肝，谓之鱼口者，言溃后疮口开张如鱼口也。若横痃、阴疽二证，皆由七情郁滞而成。初起漫肿坚硬，不红不热，形长如蛤，按之微痛，一二月方溃，其根深可知。以上四证，无论男女皆有生者。若溃后，脓稠可愈，清浆难瘥。初起并宜服犀黄丸，夜服万灵丹，或朝服小金丹、夜服万灵丹，可消。

---

① 角针：皂角刺。

若肝火甚者，兼服逍遥散。其将溃已溃，治法与附骨咬骨疽同。

鹤膝风

鹤膝风，初起膝盖骨作痛，日久膝骨粗大，上下股胫枯细，皮色不变，亦不焮热，隐隐疼痛。此证有单有双，双者必无可治，由足三阴风寒湿邪深结而成。初宜服五积散，次服万灵丹，敷回阳玉龙膏。若久而不消，势必欲溃，宜服大防风汤。一法初起用鲜白芷酒煎成膏，每日服三钱，至消乃止。或服阳和汤加虎骨、独活、牛膝之类，外以白芥子研细，好酒调涂，亦消。大约此证宜常服换骨丹最妙，溃后切忌用蚀腐之药，只宜用豆腐渣蒸热作饼贴之，或贴阳和解凝膏。

委中毒

委中毒，生于膝后腘中央陷肉之处，由胆经积热流入膀胱所致。木硬肿痛，微红，屈曲艰难。宜急服活血散瘀汤下之，缓则筋缩而为废疾。诸书皆云刺委中穴，出血自消，唯《金鉴》详辨，必兼腰痛不能转侧者，方可略刺出血，若刺血过多，恐致眩扑。其已成已溃，治法与诸疮同。

足发背

足发背，一名足跗发，生于足背之上，属肝胃二经，由七情内郁、六淫外伤、湿热下注而成。此处肉少皮薄，多筋多骨，若初起坚硬红肿，光泽疼痛者，属于阳分可治；若疼痛彻心，或全不知痛，或色带紫黑，溃露筋骨，皆为不治之证。治法初宜用艾蒜灸，服仙方活命饮或醒消丸，敷二味拔毒散，或敷妙灵丹。已成服托里透脓汤、内托黄芪饮之类。已溃服十全大补汤、人参养荣汤之类，涂玉红膏，贴阳和解凝膏。

涌泉疽

涌泉疽，一名足心发，生于涌泉穴，由肾经虚损，更兼风邪湿毒凝注而成。其内外治法与足发背相同，然足底肉纹竖直，若用刀开，切不可割断纹路，以致翻突。

诸证应用原方附录

五味消毒饮

金银花三钱　野菊花钱半①　蒲公英钱半　地丁草钱半天葵草钱半

水煎服，盖暖取汗。

立马回疔丹

白丁香一钱　轻粉一钱　朱砂三分　制乳香六分　蜈蚣末钱半　雄精三分　硇砂一钱　金顶砒五分　麝香三分

各研细末，面浆打和，捏作小粒，晒干。

---

① 钱半：一钱半，下同。平湖刻本、中西书局石印本皆为"一钱"。

艾灸法

用艾绒搓圆①如豆粒大，再用蒜片置疮上，将艾粒置于蒜片上，着火灸之。初灸即痛者，灸之不痛乃止。初灸不痛者，灸至知痛乃止。

小金丹

白胶香一两五钱　五灵脂一两五钱　制乳香七钱五分　草乌一两五钱　制没药七钱五分　番木鳖一两五钱，水浸七日，去毛，炒　当归七钱五分　好陈墨一钱三分，炙焦　地龙一两五钱　麝香三钱

以上诸药各研细末，以糯米粉一两二钱调和诸药，捣千槌，为丸如芡实大，晒干忌火，收贮磁器。临用取好酒浸药一丸，研碎温服。每日服一二丸，可杜绝续生流走之患。

万灵丹②

茅苍术八两　麻黄一两　羌活一两　防风一两　何首乌一两　川乌一两　草乌一两　川芎一两　白归身一两　细辛一两　全蝎一两　甘草一两　天麻一两　石斛一两　雄精③六钱④

上药共为细末，蜜丸，每丸约重三钱，朱砂为衣。每服一丸，温酒送下，服后宜避风出汗。

---

① 圆：丸。

② 万灵丹：《外科正宗·卷一》名"保安万灵丹"。

③ 雄精：雄黄晶体，见于明代陈实功《外科正宗·卷一》，组成略同，唯"雄精"作"明雄黄"。

④ 六钱：平湖刻本"六钱"后有"荆芥一两"。

木香流气饮

当归二钱　白芍一钱，炒　川芎五分　桔梗五分　紫苏一钱　枳实五分　枳壳七分　陈皮钱半　半夏三钱，制　黄芪钱半　茯苓二钱　防风钱半　青皮七分　乌药一钱　槟榔一钱　木香五分　泽泻一钱

加生姜三片、红枣三个，水煎服。

木香饼方

生地打烂　木香研末

各等分捣和，量患处大小作饼如一钱厚，置肿上，以热熨斗熨之，间日熨一次。

姜胆膏

生姜十斤　雄猪胆一百个　葱五斤　乳香十两　没药十两

先将葱姜打烂，同猪胆搅和，再将乳香、没药研细，一并搅匀，置钵内，烈日中晒之，俟晒月余，则稀稠得宜而成膏矣。

大黄汤

生大黄钱半　牡丹皮三钱　元明粉钱半　桃仁钱半　白芥子二钱

水煎，空心温服。

丹皮汤

丹皮二钱　栝蒌仁二钱　生大黄三钱　元明粉三钱　桃仁三钱

水煎，温服。

薏苡汤

薏苡仁　栝蒌仁各三钱　丹皮　桃仁研,各二钱

水煎服。

薏苡附子散

炮附子二分　败酱草五分　薏苡仁二钱,炒

上共为细末,滚水冲服。

附子败毒汤

制附子　羌活　前胡　陈皮　防风各一钱　僵蚕三钱,炒

金银花二钱　蔓荆子　生黄芪　白茯苓　连翘各钱半　甘草

节五分

加姜三片,水煎服。

子龙丸

甘遂制　大戟制　白芥子炒,各等分

上共研细末,蜜丸如绿豆大,每服三分,淡姜汤送

下。忌与甘草同日而服。

八珍汤

人参五分　归身二钱　白术一钱,炒　甘草五分　白茯苓二

钱　大熟地三钱　川芎五分　白芍一钱,炒

水煎,空心温服。

射干麻黄汤

射干一钱　法半夏三钱　五味子一钱　细辛七分　葶苈二

钱　麻黄一钱　款冬花三钱　紫苑三钱

加生姜十片、大枣七个，水煎服。

桔梗汤

桔梗一钱，炒　浙贝母钱半，去心　生黄芪二钱　知母一钱
当归二钱　薏苡仁四钱　栝蒌仁钱半　防己一钱　枳壳一钱，炒
地骨皮三钱　五味子五分　杏仁二钱　葶苈钱半，炒　百合二钱
桑皮二钱①

水煎温服。

紫菀茸汤

紫菀茸一钱　款冬花一钱　百合二钱　杏仁钱半，去皮
浙贝母钱半，去心　人参五分　阿胶二钱　桑叶一钱　法半夏钱
半　蒲黄七分　犀角五分，研末，冲　甘草五分，炙

加生姜三片，水煎服。

五圣丹

金银花八两　生黄芪四两　人参一两　元参三两　麦冬
三两

水煎服。

黄连消毒饮

苏木三分　人参三分　黄芩五分　甘草三分　防风四分　羌
活三分　陈皮一钱　桔梗五分　黄柏五分　藁本五分　防己五分
独活一钱　黄芪二钱　泽泻二分　知母四分　生地一钱　归尾五分
黄连一钱　连翘五分

水煎服。

---

① 桑皮二钱：平湖刻本为"桑皮炙，钱半"。

十全大补汤

人参－钱　白术钱半，炒　茯苓－钱　川芎－钱　当归－钱　白芍－钱，炒　甘草五分，炙　肉桂五分　地黄－钱　生黄芪钱半

水煎服。

冲和膏

紫荆皮五两　独活三两　白芷三两　赤芍二两　石菖蒲一两五钱

共研细，热酒调敷。

回阳玉龙膏

军姜①三两　肉桂五钱　赤芍三两　白芷－两　南星－两　草乌三两

共研细，热酒调敷。

猪蹄汤

当归　赤芍　羌活　白芷　黄芩　露蜂房　甘草各等分

共为粗末，先将猪前蹄一双煮软，去渣用汁，再将药末投于汁中，微火煎十数沸。俟微温，洗之。

正对口方

此方治红肿高尖，属阳分者。

金银花三钱　生黄芪三钱　蒲公英二钱　羌活－钱　天花粉钱半　防风钱半　赤芍钱半　当归二钱　土贝母二钱，去心

---

① 军姜：即干姜。平湖刻本、中西书局石印本皆作"均姜"。

白芷一钱　甲片七分,炙　角刺七分　陈皮钱半　茯苓三钱　甘草五分　乳香一钱,去油

水煎服。初起已溃去甲片、角刺，脓多去白芷。

偏对口方

生黄芪三钱　当归二钱　羌活一钱　独活钱半　大熟地四钱　赤芍钱半　肉桂五分　白芷一钱　陈皮钱半　角刺七分　甲片七分,炙　防风钱半　茯苓二钱　甘草五分　鹿角胶二钱　川芎一钱

初起及已溃去角刺、甲片，脓多口渴去白芷。

荆防败毒散

荆芥　防风　独活　羌活　柴胡　川芎　前胡　桔梗　枳壳炒　茯苓各一钱　人参五分　甘草五分

加姜三片，水煎服。

内疏黄连汤

山栀　黄芩　连翘　当归　桔梗　槟榔　黄连　白芍　木香各一钱　大黄二钱　薄荷七分　甘草五分

水煎温服。

托里透脓汤

人参五分　白术一钱,炒　甲片一钱　白芷一钱　当归二钱　升麻五分　青皮五分　角刺钱半　生黄芪三钱　甘草节五分

水煎服。

托里排脓汤

当归钱半　白茯苓二钱　生黄芪二钱　肉桂五分　人参五分

白芷五分　甘草四分　金银花　白芍炒　土贝母去心　白术炒

牛膝　陈皮　桔梗　连翘各一钱

　　加姜一片，水煎服。

柴胡清肝汤

　　柴胡钱半　当归二钱　生地二钱　栀子钱半　牛蒡子钱半，

炒研　连翘二钱　赤芍钱半　天花粉　川芎　防风　黄芩各一

钱　甘草五分

　　水煎服。

托里消毒饮

　　生黄芪钱半　金银花二钱　白茯苓二钱　当归钱半　人参

角刺　桔梗　白芷　甘草各五分　川芎　白芍炒　白术各一钱

　　水煎服。

参苓内托散

　　人参　川芎　白芍炒　丹皮　地骨皮各一钱　生黄芪二钱

大熟地四钱　茯苓三钱　白术钱半，炒　山药钱半　当归二钱

陈皮钱半　肉桂三分　甘草五分

　　水煎服。

仙方活命饮

　　当归尾钱半　金银花二钱　陈皮钱半　防风七分　甲片炙

制乳香　制没药　角刺　赤芍各五分　甘草节　天花粉　土

贝去心　白芷各一钱

　　水酒煎服。

桑柴火烘法

用桑树根或桑枝尺许，劈作条，一头着火吹灭，向疮上烘片时，火尽再换，每烘三四枝，每日烘一二次，以知痛发腐为度。

升阳散火汤

川芎六分　制香附　白僵蚕①　防风各钱半　羌活　独活　柴胡　葛根　白芍炒　蔓荆子各一钱　人参　升麻　甘草各五分

加姜三片，红枣一枚。

青胃散②

姜黄　白芷　细辛　川芎各等分

共研细末，先将盐汤漱口，然后蘸药擦牙。

阳和汤

大熟地一两　白芥子二钱，杵　鹿角胶三钱　肉桂一钱，研，冲　姜炭五分　麻黄五分

水煎服。

理中汤

人参二钱　白术三钱，炒　干姜一钱　甘草五分，炙　加附子一钱，泡

水煎服。

---

① 白僵蚕：平湖刻本为"白僵蚕炒"。

② 青胃散：为作者自创方，与清胃散方不同。平湖刻本误作"清胃散"。

犀角丸

犀角_剉 青皮 陈皮 黑丑_{各一两} 皂角_{二枚，去皮子}
鲜薄荷_{二斤} 连翘_{五钱}

先将皂角、薄荷打汁熬膏，再将犀角等药研细，搅和膏内为丸，如梧桐子大。每服三十丸，白汤送下。

夏枯草膏

夏枯草_{一斤半} 制香附_{一两} 红花二钱，浙贝母_{去心} 当归
白芍 乌药 僵蚕 元参_{各五钱} 昆布 陈皮 川芎 桔梗
甘草_{各一钱}

上共入锅内，水煎浓，滤去渣，将汤再煎厚，加入白蜜八两熬膏，滚水冲服。

二陈汤

白茯苓_{二钱} 陈皮_{五钱} 半夏_{三钱} 甘草_{五分}

加姜三片，红枣一枚，水煎服。

防风羌活汤

防风 羌活 川芎 黄芩_炒 海藻 昆布 牛蒡子
薄荷_{各一钱} 夏枯草_{二钱} 僵蚕_{二钱，炒} 升麻_{七分} 连翘_{二钱}
甘草_{五分}

水煎服。

五云膏

银黝_{四两，槌碎} 黄丹_{八两，飞净} 香油二十两

用砂锅一双，将油煎热，投入银黝，用桃柳桑槐枣五样树枝搅之，煎至起泡油厚，捞去渣，用布滤净后，将油

入锅内，再煎数次，慢慢将黄丹筛入油内，不住搅之，以滴水不散为度。

香贝养荣汤

人参　茯苓　陈皮　川芎　当归　制香附　贝母去心　白芍炒，各一钱　大熟地二钱　白术二钱，土炒　桔梗　甘草各五分

加姜三片，大枣二个，水煎服。

逍遥散

当归　白茯苓　制香附　白术炒　白芍炒　陈皮各一钱　黄芩　薄荷各五分　柴胡八分　甘草六分

水煎，空心服。

和荣散坚丸

川芎　当归　白芍炒　茯苓　陈皮　白术炒　桔梗　甘草各一钱　制香附　熟地　升麻　红花各二钱　人参　贝母去心　海粉①　昆布各三钱　夏枯草十两

先将夏枯草煎膏，再将诸药研细搅和，为丸如梧桐子大，每服三钱。

飞龙阿魏化坚膏

此膏用蟾酥丸一百粒，蜈蚣五条，炙黄，去头足，研细，再同蟾酥丸研匀，用太乙膏二斤，夹汤炖化，将药末撒入膏内搅匀，每用红绢摊贴，半月一换。

---

①　海粉：为海兔科动物蓝斑背肛海兔的卵群带。功用：清热养阴，软坚消痰。主治肺燥喘咳、瘿瘤、瘰疬。

犀黄丸

犀牛黄三分　当门子钱半　乳香一两，制　没药一两，制

上共研和极匀，取黄米饭一两捣烂，再同药末打匀为丸，如芥子大，晒干忌火。每服三钱，热酒送下。

醒消丸

即于犀黄丸内去犀黄，加雄精五钱，其制合之法与犀黄同。每服三钱，热酒送下。

清咽利膈汤

连翘　荆芥　防风　栀子　桔梗　牛蒡子炒　黄连　大黄　黄芩　元参　薄荷　金银花　甘草　朴硝各一钱

加淡竹叶二钱，水煎服。

甘露饮

生地　熟地　石斛　天冬去心　麦冬去心　甘草　黄芩炒　枳壳炒　茵陈草　枇杷叶蜜炙，各等分

水煎服。

冰硼散

元明粉五钱　冰片五分　硼砂五钱　朱砂六分

上共研细，磁器收贮。

回阳三建汤

人参　附子制　当归　川芎　茯苓　生黄芪　枸杞　陈皮　山萸肉各一钱　紫草　苍术制　厚朴炒　红花　独活　木香　甘草各五分

加煨姜三片，皂角树根上白皮二钱，水酒煎服。

补中益气汤

人参　当归　白术土炒　甘草炙　麦冬各一钱　生黄芪二钱
升麻三分　柴胡三分　陈皮五分　五味子五分

加姜三片，大枣二个，水煎服。

人参养荣汤

人参　茯苓　白术炒　远志去皮，各五钱　黄芪钱半　肉
桂四分　当归二钱　白芍钱半，炒　陈皮钱半　熟地三钱　甘草
五分，炙　五味子十一粒

水煎服。

六味地黄丸

大熟地八两　山萸肉四两，去核　泽泻三两　丹皮三两
怀山药四两　白茯苓三两

共为细末，蜜丸如桐子大。每服二钱，淡盐汤送下。

知柏地黄丸

即照六味地黄丸加知母二两、黄柏二两。

桂附地黄丸

即照六味地黄丸加制附子一两、肉桂二两。

加减八味丸

即于六味丸内加肉桂一两、五味子四两。

内托黄芪饮

生黄芪　当归　川芎　白芍　白术炒　甲片炙　角刺

陈皮各一钱　肉桂五分　槟榔三分

水煎服。

夺命丹

轻粉　麝香　白砒各五分，面包火煨　雄黄　蟾酥　乳香
去油　没药去油　铜绿　寒水石各二钱　白矾煅　血竭各一钱
蜗牛二十一个，连壳

共为细末，先将蜗牛打烂，再将诸药研末，加酒少
许，同搅和。再打百余槌为丸，如绿豆大。每三丸同葱白
头一寸，与药共嚼烂，热酒送下，取汗。

千金托里散

人参　厚朴　白芷　川芎各一钱　生黄芪二钱　防风钱半
肉桂四分　桔梗五分　白归身二钱　甘草五分

水煎服。

五积散

苍术二钱，炒　陈皮　桔梗　当归　白芍炒　川芎各一钱
麻黄　肉桂　厚朴　枳壳炒　干姜各八分　白芷　茯苓　甘草
半夏制，各四分

加姜一片，水煎服。

阳和解凝膏

鲜鲜大力子三斤，连根叶　鲜鲜白凤仙花梗四两　香油十斤
桂枝　肉桂　官桂　当归　大黄　川附子　赤芍　白芷
白蔹　白及　川乌　草乌　僵蚕　地龙各二两　川芎　续断
荆芥　陈皮　木香　五灵脂　香橼各一两

先将大力子、凤仙入油内，煎枯去渣，次日再同桂枝等二十一味，再煎枯去渣。次日再加炒冬丹七两，慢火煎熬。用槐树棍不住手搅，俟滴水不散，即将油锅移放冷灶上，再入乳香、没药末各二两，苏合油四两，麝香一两，研细，入膏内搅和，临用炖化摊贴。

真君妙贴散

荞麦面五斤　白面五斤　硫黄末十斤

上三味研匀，用水微拌，干湿得宜，捏成薄片，单纸包裹，风中阴干收贮，临用研细，水调敷。

生肌玉红膏

当归二两　白蜡二两　白芷五钱　轻粉四钱，研　紫草二钱　甘草一两二钱　血竭四钱　麻油一斤

先将当归、白芷、甘草、紫草入油内浸三日，大勺内慢火熬微枯，细绢滤去渣。将油复入勺内煎滚，入血竭化尽，次入白蜡，亦俟化尽。用碗四只置水中，以膏分作四碗，再下研细轻粉，每碗一钱，搅匀收贮，勿用着灰，临用搽之。

护膜散

白蜡　白及各等分

共研细，每服二钱，酒送下。

黄连平胃散

黄连五钱　陈皮三钱　厚朴三钱，炒　甘草二钱　苍术一两，炒

共研末，每服三钱，白汤送下。

三妙散

槟榔　苍术　黄柏

各等分，共研细末，干糁。

四物汤

当归三钱　川芎钱半　白芍二钱，炒　熟地三钱

水煎服。

六君子汤

法半夏钱半　人参二钱　白术二钱，土炒　甘草一钱，炙

茯苓一钱　陈皮一钱

加姜三片、大枣二枚。

一煎散

当归尾　甲片炙　角刺　桃仁　甘草各二钱　元明粉

大黄各三钱　槟榔　乌药　天花粉　枳壳炒　大生地　赤芍

白芷各一钱　红花五分　川黄连钱半

水煎服。

五灰散

血管鹅毛炙　血余炙　甲片炙　生鹿角煅　蜈蚣煅

各等分，共研末，每服五钱，酒送下。

大防风汤

人参二钱　防风　当归　生黄芪　白术炒　白芍炒　附

子制　川芎　生甘草　牛膝炒　杜仲炒　羌活各一钱

加姜三片，水煎服。

黄连解毒汤

黄连　黄芩　黄柏　生栀子研，各钱半

水煎服。

清肝渗湿汤

黄芩　当归　栀子　生地　白芍　龙胆草　川芎　柴胡
花粉各一钱　泽泻三分　木通五分　甘草五分

水煎服。

八正散

生军　扁蓄　木通　栀子　瞿麦　车前子　甘草各一钱
滑石二钱

水煎服。

龙胆泻肝汤

龙胆草　连翘　生地　泽泻各一钱　车前子　木通　黄芩
黄连　当归　栀子　甘草各五分

水煎温服。

珍珠散

珍珠研　黄连研　轻粉研　黄柏研　文蛤炒　乳香制
没药制　象牙剉研　定粉①　儿茶各等分

共研极细，临用先以米泔水洗患处，拭干，然后
掺之。

---

① 定粉：淀粉。

换骨丹

苍术四两　茄根二两　枸杞二两五钱　当归　牛膝　防风
独活　秦艽　龟板炙　羌活　虎骨炙　萆薢　松节　蚕沙
各一两

共用酒浸三日，晒干研细，为丸如桐子大。每服三
钱，白汤下。

活血散瘀汤

归尾　赤芍　桃仁　大黄炒，各二钱　枳壳炒　丹皮
栝蒌仁各一钱　川芎　苏木各钱半　槟榔六分

水煎服。

太乙膏

白芷　当归　赤芍　元参　生地　大黄　肉桂　木鳖
各二两　没药　阿魏切片，各三钱　轻粉四钱，研细　乳香五钱
血余一两　黄丹四十两，水飞　槐枝一百寸　柳枝一百寸

先将白芷、当归、赤芍、元参、生地、大黄、肉桂、
木鳖并槐柳枝十味，用麻油五斤，将药浸入油内。春五
日，夏三日，秋七日，冬十八日，慢火煎熬，至药枯浮
起，住火片时。用布滤去渣，再用旧绢将油滤净，再入血
余，煎至血余枯浮。另用柳枝挑看，如浓厚有丝，方为熬
熟。净油一斤，用漂冬丹六两五钱，徐徐投入油内，不住
手搅匀，候锅内先发青烟，后发白烟，气味香馥，其膏已
成。烟尽离火，方下阿魏，次下乳香、没药、轻粉，搅匀
倾入水中，结成一块，浸一日出火气。

铁箍散

五倍子一两，炒研　生大黄四钱，生研　秋芙蓉叶六钱，研
陈小粉五钱，研

加醋一钟，入勺内煎滚，然后投入诸药末，搅匀收
贮。临用涂疮四围留顶，药干以醋润之。

铁桶膏

五倍子一两，炒　铜绿五钱　胆矾三钱　白矾四钱　白及五钱
郁金二钱　轻粉二钱　麝香三分

上共为细末，用米醋一碗入勺内，慢火煎至一小杯，
起黄泡为止。待温定，方将诸药末一钱许，搅入醋内。临
用敷疮四围，以绵纸盖之。

穿山甲散

白霜梅一个，炙　甲片五分，炙　雄黄五分　枯矾一钱

上共研末，吹喉内。

大红升

朱砂五钱　水银一两　雄黄五钱　火硝四两　白矾一两
皂矾六钱

先将二矾、火硝研碎，入大铜勺内，加火硝一小杯炖
化，药干即移起研细。另将水银、朱砂、雄黄三味研极
细，再与硝矾末研匀。先将阳城罐①用纸筋泥搪一指厚，
阴干，常轻轻扑之，不使裂缝。如有裂缝，以泥补之。候

---

① 阳城罐：山西阳城所烧制的一种陶瓷罐。

干再晒至无裂缝，方入前药。在内罐口以铁油盏盖定，上用铁秤锤压之。再将铁丝扎紧，用绵纸条蘸蜜塞罐口缝间，外用热石膏细末，醋调封固盏上，置火炭二块，使盏热而封固易干也。再用大钉三只钉地上，将罐子放在钉上，罐底置大炭一块，外砌百眼炉，升三炷香。第一炷香用底火，第二炷香大半罐火，以笔蘸水擦盏，第三炷香火平罐口，用扇搧之，频频擦盏，勿令干。香完去火冷定，隔宿开看，约有六七钱，刮下研细。倘升药时，罐口有绿烟起，即无用矣。须预盐卤调稀泥，用笔蘸泥水，扫罐口周围，勿令泄气。

疔膏、蟾酥丸、蟾捻子、雄及散、二味拔毒散、推车散、一炮散、金素丹、乌龙丹即黑灵丹、九一丹、妙灵丹

以上诸方并载下获效方卷内。

卷　下

肿疡门类方

消坚溃脓膏

治一切阴疽漫肿，坚硬不消不溃等证。

酒药一大丸　糯米一合

先将酒药研极细，再将糯米炊饭，加黄酒少许，同打烂涂患处。不时用温酒湿之，一昼夜后揭去，未成即消，已成即溃。

驱毒冲和膏

治颈项痰毒，皮色不易，硬肿疼痛。

紫荆皮五钱　赤芍二两　独活三两，炒　生半夏一两五钱　白芷三两　川贝一两五钱　菖蒲根一两五钱　土硃二两　松香一两五钱，必须浸尿坑内三年可用

上药各为细末，用鲜山药一段，白蜜少许，同药打烂和匀，敷患处二三日，即消。

妙灵丹

专治手指生疮，并一切足臂疮痛，漫肿焮痛，俱效。

雄精三钱　银朱二钱　月石一钱五分　蜈蚣一钱，炙焦

上各为细末，用茶汁调抹患处，日四五次，渐即消散。

内消方

治一切红白痈疽，漫肿无头，坚硬不散。用此药少许糁上，外用膏盖。

生铁二两，或用旧锅边亦可　南星六钱，生研

上先将生铁煨红，醋煅数十次，研极细，再同南星研匀，糁患处。

又　方

治发背、乳痈、脑疽等疮，将药摊贴患处。

附子　半夏　乌头　肉桂　甘遂　当归　乳香　没药甘草各一两　阿魏　琥珀各三钱

用麻油二斤，浸药三日，慢火熬枯，滤去渣，入炒东丹一斤，搅匀倾钵内。次日隔汤炖烊，方下乳、没、桂、珀、阿魏等末，匀和收贮，听用。

一炮散

治单乳鹅并及喉风、喉疲，饮食不下，命在危急等证，甚效。

真犀黄七分　雄精一钱　冰片七分　皮硝一钱五分，炒研

先将硝炒燥，同雄精研细，方入犀黄、冰片，共研极匀，磁瓶密贮，勿使出气，临用，吹入喉间。

雄及散

专治对口痈疽，根脚散漫，肿硬不退。用水磨药敷四围。

雄精二两　白及四钱　血竭二钱　大雄蜒蚰四十条

上将三味研细，同蜓蚰打烂，捏成条锭，晒干收贮。

降痈散

专治一切红肿热毒，阳分恶疮。

薄荷叶一两　野菊花二两　茅草根一两　土贝母一两

先将薄荷、土贝研细，再将野菊、茅根打烂，一同捣和，用热汤调敷。或再用茅根一两煎浓汤调药更妙，仍留热汤，不时润湿，不可用冷汤，约敷半日，即宜换药再涂。

伏疽散

专治一切皮色不易，坚硬漫肿，白疽等证。

生南星五钱　土贝二钱　朴硝一两　块石灰一两　冰片五钱

上各为末，用盐卤调，杵涂患处。

二味拔毒散

治喉袋、蛇缠并湿热时毒等证，俱妙。

雄精二两　生白矾三两

上药同研极细，茶汁调搽患处。

茧翻单方

专治手足生茧，及一切牛程①，恶茧未溃者。

硼砂一味研细，以手蘸搽，擦患上，日搽六七次，未成即消，已成即溃，真便方也。

---

① 牛程：牛程蹇，即趼疣，指发生在足底的赘生物。

八将擒黄散

治痈疽未溃者，用少许糁膏上贴之，均可退消。如已溃者，以此糁之，亦能生肌拔毒。

天龙四条　全蝎七个　甲片二钱　儿茶一钱　蝉蜕一钱，去砂　雄精一钱五分　冰片三分　麝香二分

上药为末，用麻黄煎浓汁收药，阴干再研，贮瓶勿泄气。

蟾酥丸

专治疔疮，孕妇勿服。

朱砂三钱　雄精一钱　轻粉五分　麝香八分　铜绿一钱　胆矾一钱　乳香一钱　没药一钱　蟾酥二钱　寒水石一钱　蜗牛二十一个

先将前九味研细，再入蟾酥、蜗牛，共捣千槌，作丸如黄豆大，外面雄精为衣。每服一丸，同葱白一个嚼碎，温酒送下。

泽肌膏

治一切血枯风燥及鹅掌风，最妙。

白蜡一两　黄蜡一两　当归二两　紫草一两　牛乳酥一两

用麻油十两，同紫草、当归煎枯去渣，再入乳酥、二蜡搅匀，藏钵内。每用一块，搽抹患处。

白温丸

治脏毒下血，或二便不通，或粪脓腹痛，饮食减少，形体瘦削，无不应验。

臭椿根皮一两,即香椿之不香者　红枣三枚

上煎服,三日后渐愈,最重者两剂即能全瘥。或用臭椿根皮炒,研末,同枣打为丸,淡酒送下亦可。

青龙丸

治一切痈疽,颈项瘰疬,乳串结核,手足硬块等证。

番木鳖四钱　白僵蚕一两,炒研　炮甲片一两二钱,研

先将木鳖入米泔水内浸三日,每日换水一次,刮去皮毛,切片晒干,麻油炒透,磨细末,方同僵蚕、甲片研匀。用黄米饭糊丸,如绿豆大,每服二十丸,最重者服三十丸,小儿减半,温酒送下。服后忌风半日,否则发抖,然亦无碍。

银杏膏

专治痘毒溃烂不愈。

文蛤五钱　白及三钱　赤芍二钱　赤豆三钱　草乌三钱

上研细,再加银杏十个,去皮壳,一同打烂,用生豆腐浆调敷。

象牙散

专治舌芤,无论已溃未溃俱效。

象牙屑一两

炙焦成炭,俟冷研细,吹芤上即愈。

马勃散

专治舌底忽生痰包之症。

马屁勃一大块

剪片含在舌下，二三日即愈。

鹅墩饮

专治鹅墩蛋，其患生在肾囊之下，形如鹅卵，疼痛异常，盖因暑湿积郁而成。

青蒿二钱　木通钱半　车前子　泽泻　防己　赤苓各一钱滑石三钱　甘草五分

加官私草汁一匙，同水煎服。

青鱼散

专治风火喉痛，以此药吹之有效。

胆矾二钱　明矾二钱　冰片五分　雄精钱半　山豆根三钱

先将二矾研细，装入青鱼胆中，悬檐下阴干，取出与诸药一同研细，收贮磁瓶，勿令出气。

乳癖单方

专治妇人乳癖，并一切乳中核块，无论已、未溃者皆效。

雪红草三两，俗名猫耳朵草　无灰酒一碗

上煎浓服，重者二三服。

吹乳奇方

治内外吹乳，并妙。

生白明矾一两，研末

上矾末一岁用一厘，先将鸡蛋一个，凿一小孔，纳矾于内，绵纸封固，饭上蒸熟，空心下。

流火单方

专治男妇脚上流火。

金雀花一味，不拘多少，煎汤代茶，常服自愈。

五黄散

专治小儿天泡疮。

硫磺　五倍子各等分

共研细，麻油调搽神效。

双壳涤球汤

专治一切球疯。

砂仁壳一两　江枳壳一两

煎汤热洗，日三四次。

瘿瘤膏

治一切痰瘤有效。

甘遂　大戟　芫花各三钱　白砒五分

上为末，研匀糁膏上，贴之渐消。

狐疝方

治男妇一切狐疝之证。

川楝子三个　山楂核一钱五分　小茴香一钱五分　升麻三分
白术二钱　党参三钱　当归二钱　用荔枝核三钱

同煎服。

狐疝洗方

吴茱萸二钱　橘核二两　荔枝核二两

用河鱼奔水一大个，同煮，倾桶中，将身坐上。

溃疡门类方

除管金丹

专治一切久远痔漏虚管，神效。

寒水石_{钱半，杵} 白砒_{钱半，杵} 蟾酥_{五分} 小红鼠_{八分，炙} 乳香_{钱半，制} 没药_{钱半，制} 冰片_{一分} 阉鸡脚筒骨_{二根}

先将鸡骨剜空，即以白砒、寒水石装入骨内筑紧，外用盐泥固济阴干，瓦上炙焦存性，再同诸药共研极细末，用挑花绵纸捻成条，蘸薄浆糊粘药末在纸条上阴干，收贮磁器内。临用插入疮孔内，一日易七次，其管即退，新肉自生矣。

退管神方

专治一切漏管，并治红痈、痔管，最验。

块藤黄_{五钱} 白及_{二钱研} 象皮_{二钱，炙研} 乳香_{二钱，制研} 没药_{二钱，制研}

用羊血一碗，煮藤黄百沸取出，去羊血，将藤黄晒干，同诸药共研细末，又加黄蜡少许，烊糊前药，捏成条阴干，插入管内。

蟾捻子

治对口恶疮不肯作脓，并一切痈疽溃而不腐。

蟾酥_{一钱} 白丁香_{十七粒} 寒水石_{一钱} 巴豆肉_{十一粒} 寒食面_{一钱}

上同研细，用薄浆糊捏成条晒干，临用插入管内，甚效。

金素丹

治一切痈疽，死肉不去，新肉不生，糁之自能周围裂缝，腐脱肌生，略有微痛，片时即安。

生明矾六钱　枯白矾三钱　雄黄二钱

上为末，研细贮瓶内，勿令染尘。

九一丹

治一切痈疽并发背，烂脚恶疮，俱妙。

煨石膏四两　漂净冬丹五钱　上好黄升丹二钱

上共为细末，和匀糁患处，即生肌长肉，且不藏毒。

黑灵丹

治一切痈疽，死肉不脱，新肉不生。

巴豆肉三斤　蓖麻子五两

用大锅一只置露天，再用长柄枪刀一把，入药于锅内，慢火炒枯黑，冷定研细，收贮，临用糁患上。

提疬丹

专治男妇颈项瘰疬、痰核等证。

水银　火硝　明矾　皂矾　食盐各一两　朱砂二钱

上药以升药之法，升三炷香为度，冷定刮下，研细末。用白米饭打烂，糊丸如绿豆大，朱砂为衣。每用一丸纳入孔内，外用膏盖。周时揭起，核随拔出，另用生肌药收口。

生肌散

治一切痈疽，腐肉去尽不肯收口。

芦甘石①三钱　白占　轻粉各一钱　冰片三分　坑腻三钱，炙，或人中白亦可

上共为末，麻油调搽，外用油纸盖扎紧。

又　方

龙骨　芦甘石　儿茶各钱半　白占　血竭　乳香　没药各一钱　冰片三分　煨石膏五钱

上共为细末，糁患处，外用膏贴。

消管祛脓火升丹

专治一切痈疽，初溃脓出不透，或久溃生管不敛，皆效。

水银　火硝　白矾各一两　皂矾五钱　雄精三钱　乌梅肉二钱　月石二钱五分

上药如法升三炷香，冷定刮下研细，每药五钱，加冰片一分，朱砂一钱，再研和，用面浆糊作条，如线香式，阴干。临用插眼内。

冰消散

专治男妇烂腿。

皮硝一两，炒　冰片一钱

共为细末，麻油调涂。

---

① 芦甘石：炉甘石。

去烂丹

专治男妇烂腿，经年不愈。

龙骨八钱　芦甘石　乳香　没药各四钱　煨石膏　滑石各五钱　白矾　铜青各三钱　白占一两

上共为末，用猪油捣和涂贴，外用油纸盖贴捆缚。

五宝散

专治夏天一切暑疖，溃烂流水等患。

滑石一两　白占一钱　甘草三钱　轻粉二钱　冰片三分

上各为末，麻油调敷，或干糁亦可。

焦瘤法

专治一切瘿瘤。用甘草二两煎膏，用笔蘸涂四围，涂三次，再用芫花、甘遂、大戟各三钱为末，醋调。另用新笔蘸涂顶中，勿使近甘草膏处。次日即缩小，仍用甘草膏涂四围三次，再涂醋调芫花等药于其中，自然焦缩矣。倘未缩尽，次日再涂如前法。

喉痛吹方

鸡内金炙　真冰片　甘草各一钱　黄连　蜜炙柏　元明粉　雄精各二钱　黄阡三十张　月石五钱　鹿角霜一两　人中黄三钱，煅

上各为末，研匀收贮磁瓶，勿令出气，临用吹喉间。

祛风散

专治一切痈疽，溃后透风，并诸般跌扑，破伤风。

天南星姜汁炒　僵蚕炒　防风　白芷各三钱

上共为末，每服三钱，童便和好酒送下。

提毒丹

专治一切痈疽，溃后腐肉不去，新肌不生。

漂冬丹一两　　巴豆肉二十粒　　蓖麻仁二十粒　　白丁香十粒

上药先将巴豆去尽油，再同诸药打和阴干，再研细，临用糁患上。

猿猴入洞

专治一切痔管并痈疽、虚管，皆效。

推车虫二十个　　大花蜘蛛五个，如五个有五色者最妙

上药共打和为丸，如芥菜子大，阴干。临用纳一丸入管内，外用膏盖。

奇效八宝丹

专治一切痈疽，脓腐已尽，不能生肌收口者。

珠母三两，去黑皮，煅　　煨石膏二钱　　血竭二钱　　冰片一钱
陈年丝头煅　　赤石脂　　芦甘石煅　　儿茶各一两

上各为末研匀，密贮勿令出气，临用糁之。

退管丸

专治一切痈疽，远近漏管，最验。

辰砂另研　　人指甲麸炒　　蝉蜕洗炒　　象牙屑各一钱　　制乳香　　制没药　　枯矾各八两　　油角灯三钱，麸炒，取庙内年深破琉璃灯底为妙

上药为末研匀，用黄蜡三钱熔化，与诸药搅和，乘热作丸，如绿豆大。初服十丸，逐日渐加一丸，加至十六丸止，用无灰酒送下。上身加川芎六分，下身加牛膝六分。

煎汤送药，药完管退，退后忌食葱一百日。

补烂丹

专治男妇烂腿。

烟胶_炙　黄柏各一两　白矾五钱　轻粉三钱

上共为细末，用桐油调敷，外用油纸捆缚。

银青散

专治男子下疳痛痒，妇人阴户湿疮，并治梅疮腐蛀，及小儿痘疤溃烂等证。

白螺壳一两，取墙上者佳，去泥，煅　橄榄核二钱，煅　冰片三分　寒水石二钱，煅

上药研细和匀，磁瓶收贮。临用麻油调涂，湿处干糁。

独胜散

专治瘰疬。

芥菜花一两，晒干研末

醋调涂。

走黄单方

专治疔疮走黄毒陷，眼见火星，不省人事等证。

南瓜蒂五个，俗呼芛瓜。水煎服，重者连服二三剂。

铜膏药

治一切烂脚湿疮，甚效。

瓜儿血竭三两　杜打薄铜皮十张

上药用铜锅一只，入水半锅，同煎千滚，水干再加，

煎半日余，将铜皮取出，阴干收贮。临用量疮之大小，煎贴捆住，周时揭起拭干，更可翻转再贴，重者三五次全愈。

白粉霜

专收疮口。

铅炼水银　龙骨煅，各二钱　芦甘石三钱，煅　轻粉一钱

上药各为末，干糁。

收努散

专治一切痈疽，溃后努肉凸出，绝妙。

轻粉一钱　乌梅肉三钱，煅

上药各研匀细末，糁努肉上，外用膏贴。

又　方

藜芦三钱，研　生猪脂一块

同捣烂，涂患上。

推车散

专治一切痈疽溃后，脓腐不净，致生多骨。

冰片一分　推车虫三钱，炙研　干姜一钱，炙研

上药共乳细，填入孔内，外用膏盖，周时一易，其骨出尽，另用生肌药。

又　方

蓖麻子三钱，研烂，填塞患处，周时即出。

金花散

治一切痈疽，去腐生肌，最为稳当，兼可止血。

漂冬丹五钱　煨石膏四两

同研细和匀，如桃花色。

疔　膏

专贴疔疮。

蓖麻子二两，去壳　蜗牛三十个，带壳　松香一两，制　银朱一两　蛔虫十条

上先将蓖麻子打烂，再同诸药，打千余槌，即成膏矣。

肺痈方

桔梗　葶苈　陈皮各一钱　银花　川贝母各二钱　冬瓜子钱半　苡仁五钱　甘草五分

上药如已溃，加生黄芪三钱，水煎服。

又　方

陈年芥菜卤一杯，温服三五日，即愈。此卤必须埋在地下六七年者，方可用。

肠痈方

元明粉　生军　桃仁各一钱　瓜蒌二钱　丹皮钱半　银花三钱　苡仁五钱　甘草五分

上药水煎服，服后当下脓血。倘未下尽，再服一剂。如小肠痈，加车前子二钱，同煎服。

第一万灵膏

专贴诸般疼痛，一切疮疡。俟脓腐已尽，贴上捆紧，一个全愈。任它脓水作痒，不可开，听其自落。如开早，

要贴二个。

木鳖子一百个　麻油五斤　甲片五十片　血余三两　大蜈蚣二十条　蛤蟆皮三十个　闹羊花根四两

上先将诸药同麻油熬枯，滤去渣，称准净油四斤四两，加宫粉二斤炒黄色，徐徐下入油内，以槐柳棍搅匀。待滴水成珠，再下川乌二两，草乌二两，去皮研细，皂角三两，去皮弦，研，五倍子三两，醋煮，研，白胶香八两，松香、黄蜡各四两，樟脑四两，共搅匀。再下乳香、没药、血竭、儿茶末各一两，又搅匀。贮磁器内封口，入冷水中三日，出火毒。

化腐锭子

专治一切痈疽初溃，腐肉不脱。

雄黄　雌黄各一钱　轻粉　白砒各五分

上共研细，至不见星为度。用薄浆捏成细条，插入孔内，或干糁亦可。其功较三品锭子更捷。

刀疮药

陈石灰一斤，棺底下者最妙　韭菜二斤，打汁，以汁收灰，俟干再研极细末

白粉灵丹

专治一切梅疮，结毒溃烂，险恶等证。

水银一两　明矾　皂矾　火硝　食盐各二两　雄精三钱　朱砂三钱

上先将后六味研细，入阳城罐内，中间放水银，上以铁盏盖好，再用铁线扎紧，以盐泥固济封口，晒干，裂纹

补好，照升药法打三炷香为度。冷定，刮下盏内灵药研细。每用二三厘，冷水调敷三四次，全愈。

还原再造丹

专治杨梅结毒恶疮烂去鼻准，并烂脱阳物，俱能生长如旧。

首产男胎紫河车一具，先用竹刀刮去血，新汲水洗净炙干，再用甘草八两，人参五钱，煎水三碗，慢火煎至一碗，将河车放磁器内收干，即将磁器封好，外用黄泥固济，入炭火煅红，冷定取出，如乌金纸色，收贮，每用一钱　朱砂四钱　珍珠二钱　大冰片一分　真琥珀二钱　滴乳石三分，煅

上各为细末，再研匀，老米饭打和为丸，如绿豆大。每用土茯苓四两煎汤送下，每服三分。服至一月，鼻长如旧矣。但必须先刻成一端正细木鼻子式，外以黄蜡熔化浇木鼻上，俟微干，即将蜡鼻取起，用火烘微烊，即粘在土星处，待一月药完，鼻自生矣。如阳物烂去，亦如此。

一扫方

专治一切疥疮，无论干湿皆验。

大风子核一两　轻粉　水银各三钱　猪油三两

上先将大风子核炒燥，同轻粉研极细，再同水银搅和猪油打烂，加棉花衣一团，共一齐捣匀揩患处，最重者五日全愈。

又　方

攒地风四两　明矾三钱　硫黄二钱

上各为末，用蜡烛油煎烊，和药搅匀倾盆内，候冻调

涂。此方仅治乞丐湿疮。

麦饭石膏

治一切痈疽大症，无论已溃未溃，并皆神验。前人仅以为发背胜药，然余尝施之于它证，亦无不效，真疡科第一灵方也。

白麦饭石二两，醋煅研　白蔹二两，研　鹿角四两，炙枯

先将麦饭石入炭火内，烧红醋浸，再烧再浸，如此煅十余次，研极细。再将鹿角炙焦研细，方同白蔹研匀，用米醋一大碗入锅内，煎至起泡，即将三味细末投入醋内，慢火煎熬。另用竹爿一片，不住手搅之，煎至稀稠得宜，即成膏矣。另用磁器收贮，倘日久药干，另用米醋润之，勿令燥裂。临用以新笔蘸涂患处，如未溃及初溃者，涂疮四围，留顶出脓。如久溃不敛，或延烂穿膜，脓水淋漓肌肉，不能满涂患上，另用太乙膏盖之，一日一换。或先用猪蹄汤洗疮拭干，然后涂药更妙。但麦饭石药肆罕有，必须于九华徽地①深山溪谷间觅之。其石白而带黄，稍兼绿色，形如一团麦饭，故名。倘研之不细，反能作痛。

小儿门类方附录

保婴万灵丹

专治小儿初生日内，两腮起肿，误用刀开即死。法用巴豆一钱微炒，研末糁膏药上，贴囟门，渐即消矣。

---

①　九华徽地：安徽九华山地区。

二黄汤

专治小儿走马牙疳,皮色不易,坚硬不溃之证。

黄连　黄芩　荆芥　薄荷　连翘　土贝　粘子①　甘草　赤芍　柴胡　黑栀子各等分

水煎服。

犀角三黄汤

专治小儿走马牙疳,已溃臭腐之证。

犀角尖七分磨　人中黄钱半　土贝三钱去心　生石膏四钱黄连钱半　生地三钱　花粉二钱　升麻三分　知母一钱

水煎服。

又　方

治牙疳初起。

茄子蒂三个,炙,须要陈年风干者佳　冰片三分

上共为细末,调搽患处。

天泡疮方

硫黄一两　五倍子一两　共研末,麻油调涂。

蛤蚕散

专治小儿口内腐烂。

蚕茧壳须未出壳蛾者　五倍子各等分

炙焦研末,吹口角。

---

① 粘子:即鼠粘子。

聤耳散

专治小儿聤耳流脓。

石首鱼枕骨一两，炙　胭脂一钱，炙　冰片三钱

上同研匀吹耳内。

又　方

用盐卤滴耳内甚效，并不痛。

重粉散

专治小儿月蚀疮。

轻粉三钱，夹纸炒　铅粉三钱　甲片三钱，炙　漂冬丹三钱

上同研匀，用油调敷。

痘疮完善丹

治痘疮破烂无皮，最能收湿结痂。

煅石膏四两　赤石脂二两　漂滑石三两　铅粉二两　真粉
三两

共为末，研匀糁之。

化毒丹

专治小儿头疮，痘后毒疮等证。

乳香一钱　川连一钱　川贝一钱　赤芍二钱　冰片二分
雄黄钱半　花粉钱半　甘草七分

上共研匀收贮，临用湿处干糁，干处油调涂。

河车散

专治小儿红肿游风。

河车草一两，生研细，醋捣涂。

又 方

大黄一钱　青黛一钱　冰片五分

共研匀，蜜水调敷。

又 方

柏子仁油，涂之良。

又 方

过冬青草打汁，涂之效。

又 方

朱砂四钱　儿茶五钱　冰片二分　芦甘石七钱

上同研末，再用黄柏、黄芩各钱半，黄连一钱，煎汤
调敷。

金鞭散

治走马牙疳，唇口腮鼻溃烂穿破，危急之证。

人中白三钱　人中黄一钱　白霜梅一个，炙　煨石膏一两
绿矾三钱，煅透　雄精一钱　冰片一钱　儿茶一钱　枯矾二钱
月石一钱

上各为末，密贮，临用将银针刮去腐肉紫血，再用甘
草汤洗净，然后敷药。

时毒方

专治小儿颐间肿硬作痛，或发寒热，俗名膔膿瘟。

柴胡八分　土贝三分，去心　荆芥一钱　桔梗五分　蝉蜕一
钱，洗　粘子钱半，炒研　防风钱半　黄芩钱半　僵蚕钱半，炒

赤芍_{一钱}　甘草_{三分}

水煎服，出汗。

时毒偏坠方

专治发热自汗，曾经发颐，余毒下流，睾丸偏坠肿痛等证。

焦豆豉_{二钱}　黑山栀_{钱半}　延胡索_{钱半}　土贝_{三钱，去心}
川楝子_{三个}　蝉蜕_{钱半，洗}　苏木_{七分}　红花_{七分}　赤芍_{一钱}
丹皮_{钱半}　桃仁_{十粒}

水煎服。

疳症方

专治小儿疳积。

地骨皮　焦谷芽　淮山药　银花_{各五两}　神曲　焦楂肉
黑栀子　粉丹皮_{各三两}　白茯苓_{四两}　广藿香　泽泻　槟榔
黄芩_{各二两}　白芜荑　广皮　甘草_{各一两}　五壳虫_{一斤，洗净炒焦}

上各为末，研匀，蜜丸如弹子大，每服一丸。

打虫方

专治小儿腹内生虫，面黄瘦弱，不时作痛等证（凡打虫宜伏天，月初为妙）。

白丑_{二钱}　黑丑_{二钱}

上晒干研末，忌火，加槟榔五个，大枣七个，煎汤送下。

又　方

使君子_{七个，去壳}

煎汤空心服，如服后作呃者，即以此壳煎服自止。

杂症门类方_{附录}

产后痨方

专治产后形枯体倦，朝凉暮热，咳嗽成痨，饮食渐减之证。

当归　神曲　独活　乳香　生地　破故纸　熟地　没药　白术　柴胡　三棱　吴茱萸　黄芩　白芍　槟榔　乌药　香附　鬼箭榆　苍术　枳壳　桔梗　杜仲　川芎　五加皮　陈皮　肉桂　羌活　草乌　麦芽　五灵脂　葛根　楂肉　苡仁　青皮　黄芪　龙胆草　白芷　砂仁　益母草_{以上各一钱}　红花　木香　甘草_{各五分}　苏木_{七分}　桃仁_{七粒}

上药四十四味，用好酒一大碗、水一大碗煎服，忌食一切生冷油面等物。如患一二年者，服一二贴，五六年者，服五六贴，无不全愈。然此方药味分两非常人所定，慎勿加减，以致不效。

黄病良方

专治五黄之证。

鲜茵陈草，俗名金茶匙草，打汁冲酒服。

三白散

专治一切漆疮溃烂。

生石膏_{一两}　轻粉_{五钱}　宫粉_{二两}

上同研匀，临用，韭菜汁调敷。

顽癣方

白木鳖　土槿皮　雄黄　海桐皮各一两

上各为末，烧酒浸七日，抹患处。

火伤方

地榆一两，炒研末，菜油敷，甚效。

汤伤方

泡过茶叶不拘多少，每日倾罎内，俟烂，蘸涂患处，甚效。

烟筒戳伤喉咙方

土茯苓　连翘　银花各二钱　甘草一钱

水煎服。

肠红下血方

苦参子三钱，研，分三服，白汤送下。

九种心胃痛方

五灵脂　枳壳　红花各钱半　广木香　雄黄　巴霜去尽油
丁香不见火　胡椒各五分

上各为末，研匀勿泄气，每服五厘，置手心中，以舌
尖舐送下，男左手，女右手。

鼻衄良方

白芷三钱，微炒研末，吹鼻内即止。

鼻中息肉方

鲜白鹤花根打汁，同冰片少许，点息肉上。

又　方

藜芦研末，点中间，勿沾四畔。

头风痛方

川芎一钱　细辛五分，炙焦　白芷八分，炒　荜拨炒　麝香各一分

上各为末，临用，左边痛吹右鼻，右边痛吹左鼻，口含水一杯，使不入喉。

毒蛇咬方

虎骨二钱　龙骨二钱　甲片钱半　蜈蚣一钱　全蝎二个蚕茧壳五个

上各煅，共为末，研匀，临用，香油调敷。

疯犬咬方

斑蝥七个，去头足同糯米炒黄色，去米，将斑蝥研末，加黄丹一钱，好酒送下。服后解毒，用甘草、绿豆、黑豆煎服，即消，百日之内，忌闻铜声。

瘫痪奇方

全当归二两　威灵仙三钱　汉防己二钱　牛膝八钱　虎骨八钱　桂枝五钱　苍术三钱

上药加嫩桑枝一两，烧酒八斤，浸七日，温服。

脚软难行方

千年健一两　攒地风一两　牛膝一钱　苏木五钱

上药用烧酒三斤，封口，隔汤煮一炷香，每夜服一杯。

寒精自出方

黑芝麻一两　大贡干一两，炒　八角茴香六钱，炒研

上共研作丸，清晨白汤送下。

药珠入肉方

菠菜打烂涂之，周时即出，或荠菜亦可。

痰迷心窍方

月石　牙皂　明矾　雄精各一钱　麝香一分

上共研匀密贮，每服五分。

立止牙痛方

五倍子一钱　花椒　冬丹各五分

上各为末，搽痛处。

又　方

青黛三钱　樟脑五钱

同研作片，贴痛处。

怯症良方

犀牛黄四厘　补血膏四分　参三七四分　川贝四粒

上药为丸，空心白汤送下。

臌胀方

桑树节三个，煅　胡桃三个，连壳煅

同研细末，白汤送下。

眼沿皮蛀方

芦甘石三钱，煅　冰片二分

上共研细，用水调涂碗内，将碗悬挂，用艾叶火隔碗熏干，刮下再研。

又　方

皂矾钱半，灯火上烧透　　鞋底泥钱半，研筛

共研匀。

翻胃良方

薤白一两，即野蒜　　猪肝油一两

同炒熟食之。

万灵九转还丹

专①治一切危急险恶、怪异之证。

真鸦片三两，夏燉冬研　　当门子　　百草霜　　犀黄各一钱二分

上各为末，白米饭四钱，打和为丸，如芥子大。用脚炉一个，垫纸一张，将药放上，扯移九转收贮。每服三厘，小儿减半。倘误服，饮浓茶即解，或甘草汤亦可。

鸡盲方

老幼皆效。

茅苍术一钱，炒　　谷精草钱半　　荆芥穗钱半　　楂炭二钱

地肤子钱半　　决明子钱半　　黄芩一钱，炒　　广皮钱半

上药加菩提草钱半，水煎服。

---

① 专：原作疑脱。据平湖刻本补。

校注后记

一、作者生平与成书

《片石居疡科治法辑要》二卷，为清代医家沈志裕（？—1827）所著。沈志裕，字怡庵，浙江平湖人，约生活于清嘉庆、道光年间。此书初刊于清道光八年（1828），其友程庚在为初刊本所作的序中称："道光七年，先生因旧疾发而捐馆焉。所有疡病证论及临症治验、神效秘方录存箧中。令嗣竹泉五兄不敢作枕中之秘，以承先人之心为心，愿付剞劂，以公于世，俾穷乡僻壤可以对症用药，便于自治。"由此可以推断推知，作者沈志裕逝世于1827年，至于生年则无文献可考。作者内弟陆锡麒在为该书初刊本所作的序中称沈怡庵先生："壮岁究心医理，尤专精于疡科。凡于前人良方屡试屡验者，无不广搜博采焉。至购备药物，必辨其真伪，不惜重价以为待用之需。即膏丹升降诸药，无不亲自研炼。"于此可知，作者中年后开始习医，精心专攻疡科多年。凡治病，必先察其虚实、阴阳，审其血脉、脏腑、经络。在外科临证中，常自制升降膏丹以备用。作者晚年根据数十年临证经验，撰疡科医论若干，附方剂百余首。但因诊务繁忙，而未及整理其经验即病逝。遂由其子沈竹泉搜集遗稿，整理著成《疡科遗篇》，又名《片石居疡科治法辑要》刊行于世。《片石居疡科治法辑要》为沈志裕在广搜博采前人有效验方基础上，结合数十年临证实践经验所著。死后由其子整理，于清道光八年戊子（1828）由志古堂刊行成书于世。随后刻印和抄写的有清光绪十八年壬辰（1892）的中西书局石印本和清光绪十九年癸巳（1893）的平湖刻本等。

二、版本源流考证

在考查《中国中医古籍总目》《中国医籍通考》《中国医籍大辞典》和《中国丛书综录》等图书目录的基础上，对《片石居疡科治法辑要》主要版本信息进行了详细调研。其《中国医籍大辞典》中有关此书的提要不足百字，太过简略。《中国中医古籍总目》中著录本书的版本主要有：清道光八年戊子（1828）志古堂刻本、清光绪十八年壬辰（1892）中西书局石印本、清光绪十九年癸巳（1893）渔隐小舍刻本、清光绪十九年癸巳（1893）平湖刻本和抄本。经过多次到北京、上海和杭州等地调研发现，现存版本：保存较为完好的清道光八年戊子（1828）最早刊刻的志古堂刻本（藏中国中医科学院图书馆），清光绪十八年壬辰（1892）中西书局石印本（藏上海图书馆），清光绪十九年癸巳（1893）刊刻的平湖刻本（藏上海中医药大学图书馆）。整理者在国内其他图书馆调研查阅，未见清光绪十九年癸巳（1893）渔隐小舍刻本及抄本。经过认真比对考证，志古堂刻本与平湖刻本除个别地方字词不同外，其刊刻者序言和全书主要内容基本相同。而中西书局石印本内容与前二者几无差异，但无刊刻者序言，且刊印质量较差。

原书书名和其两篇序言皆为《片石居疡科遗篇》，而正文则作《片石居疡科治法辑要》，何以不同？《疡科治法辑要》为沈志裕原著述之书名，而刊刻时作者已死，故序言和书名为《片石居疡科遗篇》，为保存沈氏著作原貌，本次整理采用《片石居疡科治法辑要》作书名。从序文中可以看出这一点，如陆序曰："先生纂《疡科治法辑要》若干条，并临症获效良方若干种，随时杂录，未及厘定，遂而仙逝。令嗣竹泉五兄承先人之志，虑其湮没而不传也，爰搜遗篇即为诠次，分作上下两卷，谋付梓人，俾得广为流播。"其弟正楷序《片石居疡科遗篇序》："尝著论若干，则方若干条，是能原人血脉、经络、骨髓、阴阳、表里，以起百病之本。未及付剞劂氏公诸世，而兄已赴道山。姪竹泉厘为二卷，行将授梓，以当凿楹之书，邮寄示余，乞序以弁其首。"

三、主要内容

《片石居疡科治法辑要》全书共 2 万多字，分为上、下两卷。虽然全书字数不多，但外科理论、各种病证病因病机、辨证方法、内外治法、应用方剂及药物组成等皆完备，尤以所录方剂最为丰富。上卷分别从病因病机、诊断和鉴别诊断、内外治相结合的综合疗法及禁忌等方面论述了疔疮、流注、肠痈、肺痈等 42 种外科病证。并将作者在临证中广搜博采前人对每种病证的应用方剂 87 首附录于后。下卷记载了作者在临证中广搜博采前人屡试屡验的获效良方共 108 首，分为肿疡、溃疡、小儿和杂症四类，其中自创方 30 首，详述了各方的药物组成、剂量、用法和适应证等。

四、学术特色

作者业医精专于外科，疗效显著，活人无数，本书为作者诊治外科疾病的经验之谈，临床价值极高。全书不尚空谈理论，但又将中医理论贯穿于治疗之中，简单明了地叙述各种外科病证的疾病表现、病因病机、治法方药，一切从临床出发，故其最大的特点即在于实用。我们通过对本书的研究整理，认为作者的主要学术思想表现为如下几方面。

1. 强调正气，治外不离"托里"

对于辨治外科疮疡方面，作者认为"粤稽疡科之症，统曰痈疽"（见卷上《痈疽总论》）。因此上卷首先对痈疽做了总体论述。以阴阳为纲，对痈疽病性、正气胜衰、临床表现、诊断和鉴别诊断、治法和禁忌等一一具体阐述。又特别强调了痈疽治疗原则的重要性，指出治疗外科病证，无论是痈还是疽，都要特别重视托里，这样才能避免毒邪内陷。并指出："治痈之法，以解热止痛四字赅之。治疽之法，以祛寒化凝四字赅之。"言简意赅，一语破的。对于临证用药，更是谆谆告诫，云"世乃有以红痈而用温药，白疽而投凉剂者，犹之以火救火而益热，以水济水而益深耳，而欲期获效也，是必不能。"（见卷上《痈疽总论》）。

2. 疗法多样，内治与外治相结合

对于每一个外科病证的病因病位、临床表现和治法方药等方面论述既具体又全面。如论治瘰疬之证，指出其发病皆由于"痰湿忧郁、风邪热毒而成"。对其预后做了判断，"若推之移动者为无根，易治；推之不动者为根深，属阴分，难治"。并详细交代了治疗瘰疬的法则和内治外治方药："如在阳分者，服犀角丸、防风羌活汤、夏枯草膏，插蟾捻子，贴五云膏。如在阴分者，服小金丹、附子败毒汤，贴阳和解凝膏，十全大补汤，宜忌寒凉，并忌刀针。如因痰而生者，宜服子龙丸、犀黄丸。因郁而生者，宜服逍遥散、香贝养荣汤。"对于瘰疬的预后亦做了说明："男子忌太阳青筋暴露，潮热咳嗽，自汗盗汗；女子忌眼内露出红丝，骨蒸经闭，五心烦热，犯之俱为败症，难愈。"理法方药皆备，充分体现了中医辨证论治的重要特色。又如论述治疗肠痈，认为其病病因："由瘀血流入肠中而生，又有由湿热凝聚而生。"临床表现主要是："初起身热畏寒，皮肤甲错，自汗腹胀。若痈生大肠，则天枢穴必隐痛微肿，大便重坠。若痈生小肠，则关元穴必隐痛微肿，小便涩滞。"指出"天枢穴在脐旁开二寸，关元穴在脐下三寸以上"。把肠痈分大肠、小肠，并以经络穴加以鉴别，说明作者医学功底深厚，临床治验丰富。对于辨治原则和方药提出以下治法并注明来源于《医宗金鉴》："始发脉迟而紧者，宜大黄汤下之，自愈。若脐高腹满刺痛不食，身躯转侧如有水声者，宜薏苡汤主之。若腹痛下脓者，毒未尽也，宜丹皮汤治之。如脓从脐出，胀满不除，饮食减少，精神恍惚，宜八珍汤加丹皮、肉桂、黄芪、五味子之类。如日久不溃，身无寒热，脉数腹急，宜薏苡附子散治之。"又对大小肠痈的治法难易做了说明："故肠痈有大小，即治法有难易。每见大肠生痈者，其人必右足屈而不伸，大便秘结，治之合法，诚易愈耳。小肠生痈，其人左足屈而不伸，小便不利，治之则较难矣。盖大肠易于泄毒，而小肠更多曲折，故治小肠痈必须加车前子、泽泻之类，方可泄脓而愈。"对于该病的将养调护也做了交代："大凡生肠痈者宜徐行缓步，不可惊恐跌扑，恐肠断也，断则难救矣，慎之。"总之，对于肠痈论治，仅寥寥数语，简明扼要，胜似鸿篇巨制，针对性和实用性较强，便于临床师法。更具特色的是对于治疗外科病证，提出内服、外治相结合的综合疗法。又比如论述治疗足发背："足发背，一名足跗，发于足背之上，属肝胃二经，由七情内郁、六淫外伤、湿热下注而成。此处肉少皮薄，多筋多骨，若初起坚硬红肿，光泽疼痛者，属于阳分，可治；若疼痛彻心，或全不知痛，或色带紫黑，溃露筋骨，皆为不治之证。治法初宜用艾蒜灸，服仙方活命饮或酒醒消丸，敷二味拔毒散，或敷妙灵丹。已成服托里透脓汤、内托黄芪饮之类。已溃服十全大补汤、人参养荣汤之类，涂玉红膏，贴阳和解凝膏。"这些论述充分体现了作者治疗外科疡证具有深厚的理论功底和丰富的临床经验。对于今天中医外科临床仍有较强的指导意义。

3. 方剂是全书内容的重要组成部分

经统计，全书共有 195 首方剂。方剂适应证论述清楚，药物组成、治法、煎服及外用法则内容完整，可操作性强。经整理者考证，其中上卷大多数方剂来源于其他医家文献，并经作者结合临床亲加验证所集录，来源广泛，涉及《外科大成》《脚气治法总要》《金匮要略》《医宗金鉴》《外科全生集》等几十种医学文献。上卷87首方剂对应前面所述病证，只述药物组成和用法，简明扼要，避免重复，表现出作者具有较高的著述水平和写作能力。

下卷108首方剂多为外用膏丹丸散，每方先述适应病证，再列药物组成、制法及用法。对于制法，论述尤为全面。以第一万灵丹为例，先写该方适用于"专贴诸般疼痛，一切疮疡"，再记载方药组成、剂量："木鳖子一百个　麻油五斤　甲片五十片　血余三两　大蜈蚣二十条　蛤蟆皮三十个　闹羊花根四两"，最后对此丹药的制法做了详细交代："先将诸药同麻油熬枯滤去渣，称准净油四斤四两，加宫粉二斤炒黄色，徐徐下入油内，以槐柳棍搅匀，待滴水成珠，再下川乌二两，草乌二两，去皮研细，皂角三两，去皮弦研，五倍子三两，醋煮研，白胶香八两，松香、黄蜡各四两，樟脑四两，共搅匀，再下乳香、没药、血竭、儿茶末各一两。又搅匀贮磁器内封口，入冷水中三日出火毒。"从此方制作中我们可以看出，作者非亲手研制，不能做出如此详尽的叙述。同时，也正好印证了本书志古堂刻本中几篇序言所说"凡于前人良方屡试屡验者，无不广搜博采焉。至购备药物，必辨其真伪。不惜重价以为待用之需。即膏丹升降诸药，无不亲自研炼"的记载。

4. 自创验方，针对性强

　　全书有 30 首方剂未查见出处，约占全书的 1/3，主要分布在下卷，应为作者自创方。这些方剂多为外治，有涂抹、吹点、熏洗等，手法多样。实为作者临证心得体验，具有创新和实用意义。

总 书 目

I

本　草